Intelligence Artificielle vs Soignant : L'Avenir des Soins de Santé

MANU SEKODI

Table des matières

Introduction

Contexte de l'intégration croissante de l'intelligence artificielle dans le domaine de la santé.

Au cours des dernières décennies, les avancées technologiques ont transformé de manière significative la manière dont nous abordons les soins de santé. Parmi ces avancées, l'intelligence artificielle (IA) émerge comme l'une des technologies les plus révolutionnaires et prometteuses du domaine médical. L'intégration croissante de l'IA dans la santé résulte d'un ensemble de facteurs qui ont façonné le contexte de cette transformation :

1. **Explosion des données médicales :** Avec la numérisation croissante des dossiers de santé et l'utilisation généralisée des appareils médicaux connectés, une quantité massive de données médicales a été générée et stockée. L'analyse et l'interprétation manuelles de ces données dépassent souvent les capacités des professionnels de la santé, c'est là que l'IA peut intervenir pour aider à extraire des informations utiles et prendre des décisions plus éclairées.

2. **Puissance de calcul accrue :** Les progrès dans le domaine du calcul et des algorithmes ont permis aux systèmes d'IA de traiter rapidement d'énormes volumes de données. Cela rend désormais possible l'application de modèles d'apprentissage automatique et d'apprentissage profond pour résoudre des problèmes complexes en médecine.

3. Amélioration des performances des algorithmes : Les chercheurs ont réalisé des avancées significatives dans le développement d'algorithmes d'apprentissage automatique et d'apprentissage profond, permettant à l'IA de devenir plus précise et efficace dans ses prédictions et ses diagnostics.

4. Besoins de la population vieillissante : Dans de nombreuses régions du monde, la population vieillit, entraînant une augmentation de la demande de soins de santé. L'IA est considérée comme une solution potentielle pour aider à combler les lacunes de main-d'œuvre et à améliorer l'efficacité des systèmes de santé.

5. Recherche médicale et découverte de médicaments : L'IA est devenue un outil précieux pour la recherche médicale, permettant l'analyse rapide de vastes bases de données génomiques et facilitant l'identification de nouvelles cibles thérapeutiques. De plus, l'IA accélère le processus de découverte de médicaments en simulant et en prédisant les effets de nouvelles molécules.

6. Amélioration des diagnostics et des traitements : L'IA montre un grand potentiel pour améliorer la précision des diagnostics médicaux en analysant des images médicales, des signaux biométriques et des symptômes du patient. Elle peut également suggérer des traitements personnalisés en fonction des caractéristiques spécifiques de chaque individu.

7. Tendances réglementaires et investissements : Les organismes de réglementation et les acteurs du secteur de la santé reconnaissent de plus en plus le potentiel de l'IA. Ils ont commencé à élaborer des cadres réglementaires pour son utilisation et ont investi dans des initiatives de recherche et de développement pour favoriser son adoption.

Cependant, malgré les promesses de l'IA dans le domaine de la santé, son intégration soulève également des questions éthiques, des préoccupations sur la confidentialité des données, et des inquiétudes concernant le remplacement potentiel des travailleurs de la santé par des machines. C'est dans ce contexte complexe et dynamique que se situe la réflexion sur la coexistence future entre l'IA et les soignants humains, et sur la façon de tirer le meilleur parti de cette technologie sans compromettre la qualité des soins et la relation soignant-patient.

Question centrale du livre : L'intelligence artificielle pourra-t-elle remplacer un jour le soignant ?

Au cœur de cette étude se trouve une question fondamentale qui suscite autant d'enthousiasme que d'appréhension dans le secteur de la santé : est-il envisageable que l'intelligence artificielle puisse un jour remplacer complètement le rôle du soignant humain ?

L'évolution rapide de l'IA dans les soins de santé a donné naissance à des technologies avancées capables de diagnostiquer des maladies, d'analyser des données médicales, de suivre en temps réel l'état de santé des patients, et même de réaliser des interventions chirurgicales avec une précision extrême. Ces avancées ont conduit à des débats passionnés sur la possibilité que l'IA puisse assumer un jour la totalité ou une grande partie des fonctions actuellement exercées par les soignants humains.

D'un côté, les partisans de cette vision croient fermement que l'IA a le potentiel de surpasser les capacités humaines dans certains domaines, offrant ainsi des soins de santé plus efficaces, précis et accessibles à un plus grand nombre de personnes. Ils mettent en avant les avantages de l'IA, tels que sa capacité à analyser rapidement de vastes ensembles de données, à repérer des schémas subtils dans les diagnostics, et à fournir des recommandations de traitement basées sur des preuves probantes.

Cependant, cette perspective soulève également des inquiétudes légitimes quant à l'impact sur les soignants humains. Les opposants à cette vision mettent en avant le rôle crucial que joue l'empathie, la compassion et le contact humain dans les soins de santé. Ils soulignent que la présence d'un soignant bienveillant peut avoir un effet thérapeutique sur les patients, en leur apportant réconfort et soutien émotionnel. Ils craignent que la déshumanisation des soins de santé au profit de l'IA puisse créer une distance entre les patients et les soignants, impactant ainsi négativement la qualité globale des soins.

D'autres préoccupations éthiques se posent également quant à la responsabilité en cas d'erreurs médicales commises par des systèmes d'IA, et sur la confidentialité des données de santé lorsqu'elles sont traitées par des algorithmes intelligents.

En outre, une question fondamentale persiste : même si l'IA peut effectivement accomplir certaines tâches spécifiques de manière plus précise que les humains, devrait-on pour autant délaisser complètement l'intervention humaine dans les soins de santé ? Les soignants ont une connaissance approfondie de la complexité des émotions humaines et des interactions sociales, ce qui peut être difficilement reproduit par une machine.

Ce livre se penchera sur ces questions cruciales avec un regard critique et nuancé. Il explorera les divers aspects de l'intégration de l'IA dans les soins de santé, en mettant en évidence les avantages et les défis, tout en cherchant à établir un équilibre entre l'utilisation de l'IA comme outil d'amélioration et le maintien de l'importance du facteur humain dans les soins de santé. En examinant les données disponibles, les tendances technologiques et les réflexions éthiques, il s'efforcera de fournir des perspectives éclairées sur le rôle potentiel de l'IA en tant que collaborateur du soignant humain, tout en préservant les valeurs essentielles de l'art du soin.

Les bases de l'Intelligence Artificielle en Santé

Définition de l'intelligence artificielle et de ses applications dans le secteur de la santé.

L'intelligence artificielle (IA) est une branche de l'informatique qui vise à créer des machines et des systèmes capables de réaliser des tâches qui, normalement, nécessiteraient l'intelligence humaine. Plutôt que d'être programmés avec des instructions spécifiques pour chaque tâche, les systèmes d'IA utilisent des algorithmes sophistiqués pour apprendre à partir de données, à identifier des modèles et à prendre des décisions autonomes. L'apprentissage automatique et l'apprentissage profond sont des sous-domaines de l'IA qui ont connu des progrès significatifs ces dernières années, contribuant à son efficacité dans divers domaines, dont la santé.

Applications de l'IA dans le secteur de la santé :

- **Diagnostic médical :** L'IA peut analyser des images médicales telles que les radiographies, les IRM et les scanners pour détecter des anomalies avec une précision accrue. Elle peut aider à diagnostiquer des maladies comme le cancer, les maladies cardiaques, les affections neurologiques, et bien d'autres, en aidant les médecins à interpréter les résultats avec plus de précision.

- **Prévisions et surveillance des patients :** En analysant les données des patients en temps réel, l'IA peut identifier des signaux d'alerte précoce et prévoir des complications potentielles. Cela permet aux professionnels de la santé de prendre des mesures préventives et de fournir des soins plus personnalisés.

- **Systèmes de gestion des dossiers médicaux :** L'IA facilite la gestion et l'organisation des dossiers médicaux électroniques. Elle peut extraire et structurer les informations importantes des dossiers, permettant un accès rapide et facile aux données médicales des patients.

- **Assistance à la chirurgie :** L'IA peut être utilisée pour assister les chirurgiens pendant les interventions en fournissant des informations en temps réel, en analysant les données du patient et en offrant des conseils sur les meilleures pratiques chirurgicales.

- **Découverte de médicaments :** L'IA accélère le processus de recherche et de développement de médicaments en identifiant des cibles thérapeutiques potentielles, en simulant des interactions moléculaires et en prédisant l'efficacité de nouvelles substances chimiques.

- **Personnalisation des traitements :** En analysant les caractéristiques individuelles des patients, l'IA peut recommander des traitements spécifiques adaptés à chaque cas, en tenant compte de facteurs tels que les antécédents médicaux, les gènes, et les préférences du patient.

- **Santé numérique et bien-être :** Les applications de santé basées sur l'IA, telles que les applications de suivi de la condition physique, les coachs de santé virtuels et les chatbots de soutien émotionnel, permettent aux individus de prendre en charge leur propre santé et leur bien-être.

Bien que les applications de l'IA dans la santé soient prometteuses, elles ne remplacent pas totalement les soignants humains. L'IA est souvent utilisée comme un outil pour aider les professionnels de la santé à prendre des décisions éclairées et à fournir des soins plus efficaces, mais la présence humaine reste essentielle pour offrir un soutien émotionnel, de l'empathie et une compréhension approfondie des besoins individuels des patients. La clé d'une intégration réussie de l'IA dans le secteur de la santé réside dans la collaboration harmonieuse entre la technologie et les soignants humains, en tirant parti des avantages de chaque aspect pour offrir des soins optimaux aux patients.

Avantages et défis de l'IA dans les soins de santé.

Avantages de l'IA dans les soins de santé :

- **Diagnostic plus précis :** L'IA peut analyser de vastes quantités de données médicales et identifier des modèles subtils qui échappent souvent aux capacités humaines. Cela conduit à des diagnostics plus précis et à des détections précoces de maladies, améliorant ainsi les chances de succès du traitement.

- **Prise de décision éclairée :** En fournissant des analyses et des informations basées sur des données probantes, l'IA aide les professionnels de la santé à prendre des décisions éclairées sur les traitements et les plans de soins adaptés à chaque patient.

- **Surveillance continue des patients :** L'IA peut surveiller en temps réel les paramètres vitaux et les données médicales des patients, permettant de détecter rapidement tout changement significatif ou toute détérioration de l'état de santé, ce qui facilite une intervention précoce.

- **Optimisation des flux de travail :** L'IA peut automatiser certaines tâches administratives et répétitives, libérant ainsi du temps pour les professionnels de la santé, qui peuvent se concentrer davantage sur l'interaction avec les patients et sur des tâches plus complexes.

- **Amélioration de la recherche médicale :** L'IA accélère la découverte de nouvelles thérapies et de médicaments en analysant rapidement de vastes bases de données et en identifiant de nouvelles cibles potentielles pour les traitements.

Défis de l'IA dans les soins de santé :
- **Fiabilité des algorithmes :** La fiabilité des algorithmes d'IA est cruciale en médecine. Les erreurs de diagnostic ou les recommandations inexactes pourraient avoir des conséquences graves sur la santé des patients. Il est essentiel de s'assurer que les systèmes d'IA sont bien formés sur des données diverses et représentatives pour minimiser les biais.

- **Confidentialité et sécurité des données :** L'utilisation de l'IA dans les soins de santé implique la manipulation de données sensibles des patients. La protection de la confidentialité et la sécurisation des données médicales sont des enjeux majeurs pour prévenir tout accès non autorisé ou piratage.

- **Interprétation des résultats :** Les résultats produits par les systèmes d'IA peuvent être complexes et difficiles à interpréter pour les professionnels de la santé, en particulier s'ils manquent de connaissances en informatique. Il est crucial de développer des outils conviviaux et des interfaces adaptées pour faciliter l'interaction entre les soignants et l'IA.

- **Relation patient-soignant :** Bien que l'IA puisse apporter des améliorations significatives dans les soins de santé, elle ne peut pas remplacer l'empathie, la compassion et la relation humaine entre le patient et le soignant. Préserver cette dimension humaine reste essentiel pour des soins holistiques et de haute qualité.

- **Coût et accessibilité :** La mise en place de systèmes d'IA sophistiqués peut être coûteuse, ce qui peut rendre son accès difficile pour certaines institutions de santé, en particulier dans les régions moins développées. L'équité et l'accessibilité aux technologies d'IA doivent être des préoccupations clés pour garantir que tous les patients en bénéficient équitablement.

En somme, les avantages de l'IA dans les soins de santé sont nombreux et prometteurs, offrant des opportunités d'améliorer l'efficacité, la précision et la personnalisation des traitements. Cependant, les défis techniques, éthiques et pratiques doivent être abordés de manière responsable pour garantir une intégration réussie de l'IA dans le secteur de la santé, en maximisant ses avantages tout en préservant l'essence même de la relation soignant-patient.

Exemples concrets d'utilisation de l'IA en médecine et en soins infirmiers.

- **Diagnostic médical assisté par l'IA :** L'IA est de plus en plus utilisée pour aider les médecins dans le diagnostic de maladies. Par exemple, dans l'imagerie médicale, les algorithmes d'apprentissage profond peuvent analyser des radiographies, des scanners et des IRM pour détecter des anomalies, comme des tumeurs, des fractures ou des anomalies cardiaques. L'IA peut également être utilisée pour aider au diagnostic de maladies complexes, telles que le cancer du sein, en identifiant des caractéristiques subtiles qui pourraient être manquées à l'œil nu.

- **Systèmes d'aide à la décision clinique :** L'IA peut être intégrée aux dossiers médicaux électroniques pour fournir des recommandations cliniques basées sur des preuves. Par exemple, en fonction des caractéristiques du patient et de son historique médical, l'IA peut suggérer des traitements appropriés, des dosages de médicaments adaptés ou des mesures préventives spécifiques pour des maladies chroniques.

- **Surveillance continue des patients :** Les systèmes d'IA peuvent surveiller en temps réel les signes vitaux des patients hospitalisés ou en soins intensifs. Ils peuvent détecter des changements subtils dans les paramètres vitaux, tels que la pression artérielle, la fréquence cardiaque et la saturation en oxygène, et alerter le personnel médical en cas d'anomalies potentiellement dangereuses.

- **Assistance à la chirurgie :** L'IA peut être utilisée pour fournir une assistance en temps réel pendant les interventions chirurgicales. Elle peut analyser les images en direct de la zone chirurgicale pour aider le chirurgien à localiser précisément des structures anatomiques, à éviter les tissus sensibles, et à améliorer la précision des gestes chirurgicaux.

- **Prédiction des maladies et des complications :** En analysant les données de santé des patients, l'IA peut prédire le risque de développer certaines maladies, comme le diabète ou les maladies cardiovasculaires. Elle peut également anticiper les complications potentielles, ce qui permet aux médecins de prendre des mesures préventives pour réduire les risques.

- **Chatbots de santé et suivi des patients :** Les chatbots de santé alimentés par l'IA peuvent fournir des conseils de santé personnalisés aux patients, répondre à des questions médicales courantes, et surveiller l'état de santé des patients à domicile. Ces outils peuvent être utiles pour le suivi des patients atteints de maladies chroniques et pour fournir un soutien émotionnel et des rappels médicaux.

- **Recherche médicale et découverte de médicaments :** L'IA est utilisée pour accélérer la recherche médicale en analysant des bases de données génomiques, en identifiant des cibles thérapeutiques potentielles et en prédisant l'efficacité de nouvelles molécules pour le développement de médicaments.

Ces exemples montrent l'étendue de l'utilisation de l'IA dans le domaine de la santé, démontrant son potentiel pour améliorer les soins de santé, accélérer les diagnostics et les traitements, et optimiser les processus cliniques. Cependant, il est important de noter que l'IA n'est pas destinée à remplacer les professionnels de la santé, mais plutôt à les assister et à améliorer leur prise de décision, tout en préservant l'importance de l'interaction humaine et de l'empathie dans les soins aux patients.

Plus qu'un simple phénomène de mode, l'intelligence artificielle est aujourd'hui largement utilisée dans nombre de secteurs et métiers. Ce formidable essor de l'intelligence artificielle s'explique a la fois par l'explosion du volume de données numériques dont disposent les entreprises, les puissances de calcul disponibles et la maturité des technologies utilisées pour le traiter. Dans ce contexte, des opérations fastidieuses et répétitives exercées manuellement sont aujourd'hui largement automatisées afin d'assister au mieux les utilisateurs dans la réalisation de leurs différentes tâches. A l'image d'autres métiers, par exemple la relation client, le secteur de la santé est aujourd'hui l'un des grands bénéficiaires des nombreux apports de l'intelligence artificielle.

Une réponse concrète a des besoins stratégiques

A de nombreux niveaux (recherche, analyses, etc.), l'intelligence artificielle est aujourd'hui un véritable allié pour les professionnels de santé. Utilisée sous forme d'expérimentation il y a encore peu de temps, elle est aujourd'hui largement déployée dans différents cas d'usage. Parmi les applications les plus concrêtes, celles liées au dépistage de maladies et d'infections sont particulièrement pertinentes et commencent a devenir de véritables « must have », notamment pour les laboratoires qui doivent gérer de larges volumes de données et de prélèvements. L'idée est alors de mettre en oeuvre de véritables outils d'aide au diagnostic.

A titre d'exemple, en associant l'imagerie a l'intelligence artificielle, les médecins et personnels en charge d'analyser les prélèvements pourront alors améliorer leur diagnostic en étant aidés par l'intelligence artificielle. Dans le dépistage du cancer, cela se traduit par exemple par une plus grande fiabilité des diagnostics et une nette diminution des mauvaises interprétations qui peuvent avoir des conséquences dramatiques. L'intelligence artificielle représente alors une formidable aide au diagnostic, ultra précise, fiable et reproductible, au service des professionnels de santé.

L'IA est au cœur de la médecine du futur. Aide au diagnostic, chirurgie assistée par ordinateur, robots médicaux, médecine prédictive, anticipation d'une épidémie, triage des patients, développement de nouveaux traitements.

Voici 5 exemples d'utilisations de la technologie dans le secteur médical.

1. L'IA POUR MIEUX ORIENTER LES PATIENTS
Imaginez-vous listant vos symptômes à une encyclopédie de toutes les maladies existantes. C'est l'idée qu'expérimente actuellement le CHUM de Montréal pour le triage à l'urgence. Les patients arrivent aux urgences, entrent leurs informations dans un ordinateur qui ensuite les trient selon leur degré d'urgence. L'IA détermine aussi si le problème est d'ordre respiratoire, pulmonaire, cardiaque ou autres. « On compare actuellement ce triage effectué par la machine avec le triage humain. La machine fait gagner du temps, mais on veut s'assurer que ce triage est fait à bon escient et qu'il est de qualité, car il se peut que ça marche bien pour tel type de patient, mais pas pour tel autre », précise le Dr Fabrice Brunet, président-directeur général du CHUM. « On ne tient jamais pour acquis que, parce que quelque chose est nouveau et innovant, ce sera bénéfique. Il faut demeurer critique. L'IA, comme toute innovation, doit être évaluée et mesurée pour qu'on puisse s'assurer des bénéfices », prévient Fabrice Brunet.

2. L'IA POUR UNE MEILLEURE CONSULTATION À DISTANCE

Comme pour le triage aux urgences hospitalières, l'IA peut s'avérer un précieux outil pour orienter le patient à distance. La plateforme de télémédecine québécoise Dialogue implémente une IA qui permet de simplifier le parcours de soin. «Il s'agit essentiellement de collecter une image complète et précise du patient», explique Alexis Smirnov, directeur de la technologie de Dialogue. Par exemple, un patient qui a un problème de peau, indique au chatbot Chloé, ses informations, décrit ses symptômes et peut être amené à envoyer une photo de son problème. Les données ainsi que la photo sont ensuite validées par un professionnel de la santé. Si l'étape suivante implique la prise d'un rendez-vous avec un dermatologue, le processus peut être à nouveau automatisé. De cette manière, le médecin demande simplement au système d'amener le patient à la prochaine étape de son parcours. L'équipe de Dialogue précise que cet outil ne remplacera jamais l'humain : «Chez Dialogue, nous sommes d'avis que la technologie d'IA n'est pas assez avancée pour émettre des jugements humains, basés sur la médecine — en particulier, lorsque l'on tient compte des facteurs humains qui entrent en jeu dans ce type de décisions. Cela dit, il existe toutefois une grande différence entre prendre des décisions médicales et optimiser les composantes non-médicales du parcours de soins du patient.»

3. L'IA POUR ACCÉLÉRER LE DÉVELOPPEMENT DE MÉDICAMENTS

Il faut une dizaine d'années et des millions de dollars avant qu'un médicament soit mis sur leur marché. Et dans le cas des épidémies comme la Covid, le besoin en solution pharmaceutique est urgent. L'un des moyens de réduire le temps de développement d'un vaccin passe par l'optimisation de la recherche préclinique. C'est l'objectif d'InVivo AI, une start-up créée par trois doctorants québécois animés par la volonté d'accélérer le processus de développement des médicaments, afin qu'ils soient plus rapidement offerts aux patients. Ils ont ainsi mis leurs expertises complémentaires en biologie moléculaire, en neuroscience computationnelle et en apprentissage automatique pour créer une technologie qui permet de rationaliser la recherche et le développement pharmaceutique.

« À l'heure actuelle, le processus de développement d'un médicament se fait encore de façon assez intuitive » explique Therence Bois, cofondateur d'InVivo AI. « Pour une cible thérapeutique précise, un chercheur teste une panoplie de molécules, souvent de façon assez aléatoire, et répète les expériences jusqu'à ce qu'il en trouve une qui est active pour la cible d'intérêt, tout cela d'une manière très itérative. Les technologies d'InVivo AI analysent les données générées par ces chercheurs et créent des modèles qui permettent de simuler ces expériences de manière computationnelle et passer à travers ce processus plus rapidement. »

4. L'IA POUR AMÉLIORER LE DIAGNOSTIC
Avec la multiplication d'outils médicaux, les médecins sont amenés à prendre en compte de plus en plus de données. Le domaine médical où l'IA est la plus présente aujourd'hui est celui de l'interprétation de l'imagerie médicale et de la radiologie. Certains cancers, comme celui du poumon ou du sein, sont très difficiles à identifier sur les images produites par les scanners. Des programmes sont capables d'identifier des anomalies indétectables à l'oeil nu et ainsi détecter des tumeurs précoces de manière plus fiable et de mieux cibler les traitements.

La jeune pousse Montréalaise Imagia a pour mission d'accélérer la détection de certains types de cancers, développer de nouveaux traitements personnalisés et accélérer la recherche clinique et le développement de

22

nouveaux traitements. Sa plateforme Evidens utilise les algorithmes d'une technologie brevetée appelée Deep Radiomics pour produire, à partir d'images numériques, des biomarqueurs (c'est-à-dire des indicateurs qui permettent de mesurer les processus normaux ou pathologiques liés à une intervention thérapeutique) de manière à déceler l'apparition d'une anomalie chez un patient ou d'en constater l'évolution.

Ces programmes sont capables «d'apprendre par eux même» puisqu'ils gardent en mémoire toutes les anomalies biologiques détectées, et donc de gagner en précision à chaque diagnostic. Des traitements approfondis et personnalisés selon chaque patient deviennent alors plus accessibles.

L'IA peut aussi venir en aide à la détection de pathologies à des endroits extrêmement sensibles. La compagnie québécoise Diagnos a développé une IA capable de détecter la rétinopathie diabétique. Une complication du diabète qui touche 50% des patients de type 2 et responsable de 5 % des cas de cécité dans le monde. À partir d'une photo de la rétine, le programme est capable de détecter les premiers signes de la maladie. Ces photos sont prises en quelques minutes à l'aide de caméras spéciales qu'on trouve déjà dans plusieurs cliniques, centres d'optométrie et pharmacies d'ici et d'ailleurs. Le système a déjà analysé les yeux de près de 225 000 patients dans 16 pays. André Larente, le président de Diagnos affirme que le système parvient à détecter 98,5% des cas de rétinopathie.

5 – DES ROBOTS MÉDICAUX
De plus en plus d'interventions sont pratiquées avec des robots chirurgicaux, des outils qui permettent d'améliorer le confort du chirurgien et du patient et de simplifier les suites opératoires. La robotique est en plein essor dans le domaine de la santé.

Avec la pandémie, en Chine, des robots médicaux ont contribué à réduire la charge de travail dans les hôpitaux. Orion Star, une entreprise en robotique soutenue par Cheetah Mobile, a déployé des robots qui ont aidé à améliorer le diagnostic et le traitement préliminaires, la divulgation primaire d'informations médicales et la livraison à point fixe des fournitures médicales dans les hôpitaux.

Le rôle actuel du Soignant

Description du rôle traditionnel de l'aide-soignant.

L'aide-soignant est un professionnel de la santé essentiel au bon fonctionnement du système de soins et à la qualité des services fournis aux patients. Son rôle est principalement axé sur l'assistance et le soutien aux patients dans leur vie quotidienne, ainsi que sur l'appui aux autres membres de l'équipe médicale. Voici les principales caractéristiques du rôle traditionnel de l'aide-soignant :

• **Soins de base aux patients :** L'aide-soignant est responsable de prodiguer des soins de base aux patients, tels que les soins d'hygiène personnelle (toilette, bain, habillage), le changement des draps, l'aide à la mobilité, et l'assistance aux besoins d'élimination.

• **Surveillance des patients :** L'aide-soignant surveille régulièrement l'état de santé des patients en notant et en signalant toute variation ou changement significatif. Il peut prendre la température, mesurer la tension artérielle, et observer les signes vitaux pour détecter toute détérioration de l'état du patient.

• **Soutien émotionnel :** Un aspect crucial du rôle de l'aide-soignant est d'apporter un soutien émotionnel aux patients. Il peut être amené à écouter leurs préoccupations, à répondre à leurs besoins affectifs, et à créer un environnement rassurant et bienveillant.

• **Assistance aux activités quotidiennes :** L'aide-soignant aide les patients dans leurs activités quotidiennes, comme les repas, les déplacements, et les loisirs. Il veille à ce que les patients se sentent à l'aise et soutenus dans leur routine quotidienne.

- **Collaboration avec l'équipe de soins :** L'aide-soignant travaille en étroite collaboration avec les infirmiers, les médecins et les autres professionnels de la santé. Il transmet les informations importantes concernant les patients, participe aux réunions d'équipe et contribue à la coordination des soins.

- **Gestion des dossiers et rapports :** L'aide-soignant peut être chargé de tenir à jour les dossiers des patients, de noter les observations importantes, et de rédiger des rapports sur l'état de santé des patients.

- **Prévention des risques :** L'aide-soignant est attentif aux risques de chutes, d'escarres et d'infections chez les patients. Il prend des mesures préventives pour réduire ces risques et assure la sécurité des patients dans leur environnement.

- **Communication avec les familles :** L'aide-soignant peut être en contact direct avec les familles des patients pour les informer de l'évolution de l'état de santé, répondre à leurs questions et leur fournir un soutien dans cette période difficile.

- **Respect des normes d'hygiène et de sécurité :** L'aide-soignant doit se conformer aux protocoles d'hygiène et de sécurité pour prévenir la propagation des infections et assurer un environnement propre et sûr pour les patients.

Le rôle de l'aide-soignant est caractérisé par un engagement fort envers le bien-être des patients et une approche holistique des soins. En fournissant des soins essentiels et en créant des liens significatifs avec les patients, l'aide-soignant joue un rôle central dans l'humanisation des soins de santé et contribue au rétablissement et au bien-être global des individus pris en charge.

- Témoignages et expériences personnelles de l'auteur en tant qu'aide-soignant pendant 15 ans.

En tant qu'aide-soignant chevronné ayant exercé pendant toutes ces années, j'ai été témoin de nombreuses expériences émotionnellement chargées, de moments de joie, de tristesse et de défis uniques dans le domaine des soins de santé. Voici quelques témoignages et expériences personnelles qui m'ont marqué dans mon parcours professionnel :

- **L'importance de l'empathie et de la compassion :** Au fil des années, j'ai appris que l'empathie et la compassion sont des qualités essentielles pour créer un lien significatif avec les patients. Dans mes témoignages, je décris comment la simple écoute attentive, un mot d'encouragement ou un geste bienveillant peuvent faire toute la différence pour un patient anxieux ou souffrant. Ces moments d'humanité ont souvent été source de réconfort pour les patients et leurs familles.

- **La force de la résilience chez les patients :** J'ai eu la chance d'accompagner des patients dans leur parcours de guérison, ce qui m'a permis de témoigner de la résilience remarquable des individus face à l'adversité. Je partage des histoires inspirantes de patients qui, malgré des conditions médicales difficiles, ont trouvé la force de se battre, de surmonter des obstacles et de retrouver une qualité de vie.

- **Le poids des adieux :** En travaillant dans le domaine de la santé, j'ai dû faire face à des moments déchirants, notamment celui des adieux aux patients qui ont succombé à leur maladie. Ces expériences m'ont profondément marqué et ont renforcé mon désir de fournir des soins attentionnés et de soutenir les patients jusqu'à leurs derniers instants.

- **L'évolution des technologies médicales :** J'ai été témoin de l'introduction croissante des technologies médicales et de l'IA dans le domaine des soins de santé. Dans mes expériences, je partage comment ces avancées technologiques ont parfois simplifié certaines tâches cliniques, mais ont également soulevé des questions sur l'impact sur la relation patient-soignant.

- **Les défis liés à la charge de travail :** Travaillant souvent dans des environnements de soins exigeants, j'ai dû faire face aux défis liés à la charge de travail élevée. Je partage des expériences où j'ai dû jongler avec diverses responsabilités et fournir des soins de qualité malgré des ressources limitées.

- **La gratitude des patients :** Je me souvient des moments où les patients ou leurs proches ont exprimé leur gratitude pour mes soins et mon dévouement. Ces témoignages de reconnaissance ont été une source de motivation et de satisfaction personnelle dans mon parcours professionnel.

En racontant ces témoignages et expériences, J'offre un aperçu intime de la réalité complexe du travail d'aide-soignant, de mes hauts et de mes bas, et des émotions qui accompagnent cette profession essentielle. Ces récits reflètent l'engagement profond de l'auteur envers les soins axés sur le patient et mettent en lumière l'importance continue du facteur humain dans le domaine des soins de santé.

Importance de l'empathie et de la communication dans la relation soignant-patient.

L'empathie et la communication jouent un rôle crucial dans la relation soignant-patient. Ils sont essentiels pour établir un lien de confiance, pour comprendre les besoins du patient et pour fournir des soins de qualité et centrés sur la personne. Voici l'importance de ces éléments dans la relation soignant-patient :

1. Création d'un environnement de confiance : L'empathie démontre que le soignant comprend et ressent les émotions du patient, ce qui renforce la confiance. Les patients sont plus enclins à se sentir à l'aise et en sécurité lorsqu'ils savent que leur soignant les comprend et les soutient émotionnellement.

2. Compréhension des besoins du patient : L'empathie permet au soignant de se mettre à la place du patient, de percevoir ses préoccupations, ses peurs et ses inquiétudes. Cela aide à fournir des soins personnalisés en tenant compte des valeurs, des croyances et des préférences du patient.

3. Favoriser l'expression des émotions : Lorsque les patients sont confrontés à des défis de santé, ils peuvent ressentir un large éventail d'émotions, notamment la peur, l'anxiété et la tristesse. Une communication empathique encourage les patients à exprimer leurs émotions, ce qui peut contribuer à améliorer leur bien-être psychologique.

4. Amélioration de l'observance thérapeutique : Une communication empathique permet au soignant de mieux expliquer les traitements et les instructions médicales de manière compréhensible pour le patient. Cela augmente les chances que le patient suive correctement le plan de soins recommandé.

5. Renforcement de l'efficacité du diagnostic : L'empathie favorise une meilleure communication entre le patient et le soignant, ce qui facilite la collecte d'informations médicales importantes. Un patient qui se sent écouté est plus susceptible de fournir des détails précis sur ses symptômes, ce qui peut conduire à un diagnostic plus précis et rapide.

6. Réduction du stress et de l'anxiété : Pour les patients confrontés à des problèmes de santé, le soutien émotionnel peut avoir un effet apaisant et réconfortant. L'empathie et la communication bienveillante peuvent aider à atténuer le stress et l'anxiété liés aux soins médicaux.

7. Amélioration de la satisfaction des patients : Les patients se sentent mieux pris en charge et satisfaits lorsque les soignants leur accordent une attention empathique. Une communication chaleureuse et respectueuse peut améliorer leur expérience globale des soins de santé.

8. Renforcement de la relation thérapeutique : Une communication empathique favorise une relation thérapeutique solide entre le patient et le soignant. Cela crée un environnement dans lequel le patient se sent entendu et respecté, ce qui facilite la collaboration dans le processus de guérison.

En somme, l'empathie et la communication constituent des piliers fondamentaux de la relation soignant-patient. Ils favorisent une approche holistique des soins et permettent d'établir un lien de confiance essentiel pour fournir des soins de qualité, centrés sur les besoins et les préférences individuelles des patients. L'intégration de ces qualités dans la pratique des soignants contribue à humaniser les soins de santé et à promouvoir le bien-être global des patients.

L'Intelligence Artificielle comme Assistant du Soignant

Analyse de l'IA en tant qu'outil pour améliorer les tâches des soignants.

L'intelligence artificielle (IA) peut jouer un rôle essentiel en tant qu'outil pour améliorer les tâches des soignants dans le domaine de la santé. Elle offre des capacités uniques qui peuvent renforcer l'efficacité, la précision et la qualité des soins fournis. Voici une analyse approfondie des façons dont l'IA peut être utilisée pour soutenir et améliorer le travail des soignants :

1. Diagnostic assisté par l'IA : L'IA peut analyser rapidement de vastes quantités de données médicales, telles que des images médicales, des analyses de laboratoire et des dossiers de santé électroniques. En aidant à identifier des modèles subtils, l'IA peut fournir des informations supplémentaires pour aider les professionnels de la santé dans le diagnostic et la prise de décision médicale.

2. Prédiction des complications et des risques : En analysant les données de santé des patients, l'IA peut anticiper les complications potentielles et les risques individuels. Cela permet aux soignants de mettre en œuvre des stratégies préventives adaptées pour améliorer les résultats des patients et réduire les hospitalisations évitables.

3. Suivi des patients et réponses en temps réel : Les systèmes d'IA peuvent surveiller en temps réel les paramètres vitaux des patients, signaler les variations anormales et alerter les soignants en cas d'urgence. Cela permet une intervention rapide et peut sauver des vies dans les situations critiques.

4. Optimisation des flux de travail : L'IA peut automatiser certaines tâches administratives, telles que la planification des rendez-vous, la gestion des dossiers et la facturation. En libérant du temps précieux des soignants, ces derniers peuvent se concentrer davantage sur l'interaction avec les patients et sur des aspects plus cliniques.

5. Assistance à la prescription de médicaments : L'IA peut aider à détecter les interactions médicamenteuses potentiellement dangereuses et à suggérer des ajustements de doses pour éviter les erreurs de prescription. Cela réduit les risques d'erreurs médicales et améliore la sécurité des patients.

6. Personnalisation des plans de traitement : En analysant les données de santé des patients, l'IA peut recommander des traitements spécifiques adaptés à chaque individu, en prenant en compte les facteurs tels que les antécédents médicaux, les caractéristiques génétiques et les préférences du patient.

7. Soutien émotionnel aux patients : L'IA peut être utilisée pour développer des chatbots de soutien émotionnel qui interagissent avec les patients pour fournir un soutien psychologique et répondre à leurs questions. Cela peut contribuer à améliorer le bien-être émotionnel des patients et à renforcer leur engagement dans leur propre processus de guérison.

Toutefois, malgré ces avantages, il est important de noter que l'IA ne peut pas remplacer complètement l'expertise et l'empathie des soignants humains. Les soins de santé sont profondément ancrés dans l'aspect humain, et l'interaction avec un soignant bienveillant peut avoir un impact significatif sur le rétablissement et la satisfaction des patients.

Par conséquent, l'intégration réussie de l'IA comme outil pour améliorer les tâches des soignants doit se faire de manière équilibrée, en préservant l'importance du facteur humain dans les soins de santé. L'IA devrait être perçue comme un partenaire collaboratif, permettant aux soignants de prendre des décisions plus éclairées et de fournir des soins de qualité supérieure, tout en continuant à favoriser une approche centrée sur le patient et à promouvoir une relation de confiance entre le patient et le soignant.

Comment l'IA peut aider dans le diagnostic, la surveillance des patients, la gestion des dossiers médicaux, etc.

Comment l'IA peut aider dans le diagnostic, la surveillance des patients, la gestion des dossiers médicaux, etc.
L'intelligence artificielle (IA) présente un potentiel énorme pour transformer et améliorer divers aspects des soins de santé. Voici comment elle peut être bénéfique dans le diagnostic, la surveillance des patients, la gestion des dossiers médicaux et d'autres domaines :

1. Diagnostic assisté par l'IA : L'IA peut analyser de grandes quantités de données médicales, y compris des images médicales, des résultats d'analyses de laboratoire et des dossiers de santé électroniques, pour aider les médecins à poser des diagnostics plus précis. Les algorithmes d'IA peuvent repérer des anomalies subtiles dans les images médicales, ce qui peut conduire à un dépistage précoce de maladies comme le cancer et les affections cardiovasculaires.

2. Surveillance des patients en temps réel : Les systèmes d'IA peuvent surveiller en continu les signes vitaux des patients hospitalisés ou en soins intensifs. Ils détectent les changements significatifs dans les paramètres physiologiques tels que la fréquence cardiaque, la pression artérielle, et la saturation en oxygène, et alertent les professionnels de la santé en cas d'anomalies, permettant ainsi une intervention précoce en cas d'urgence.

3. Prévisions et gestion des complications : En analysant les données de santé des patients, l'IA peut prédire le risque de développer certaines complications médicales, comme les infections nosocomiales ou les caillots sanguins. Cela permet aux professionnels de la santé de prendre des mesures préventives ciblées pour réduire ces risques et améliorer les résultats des patients.

4. Gestion des dossiers médicaux : L'IA facilite la gestion des dossiers médicaux électroniques en automatisant certaines tâches, telles que l'extraction et la structuration des informations pertinentes à partir des dossiers. Cela permet aux médecins et aux infirmiers d'accéder plus rapidement aux données médicales importantes et de prendre des décisions éclairées.

5. Assistance à la chirurgie : L'IA peut être utilisée pour fournir une assistance en temps réel pendant les interventions chirurgicales. Elle peut analyser les images en direct et fournir des informations utiles au chirurgien, améliorant ainsi la précision des gestes et réduisant les risques d'erreurs.

6. Dépistage et prévention des maladies : L'IA peut être utilisée pour analyser les facteurs de risque, les antécédents médicaux et les données génétiques des patients afin de les aider à adopter des comportements de santé préventifs. Cela peut conduire à un dépistage plus précoce des maladies et à une meilleure gestion des conditions chroniques.

7. Systèmes de recommandation de traitement : L'IA peut analyser les données cliniques de patients similaires pour recommander des traitements efficaces. Ces systèmes de recommandation personnalisée peuvent aider les médecins à choisir le meilleur traitement pour chaque patient, en tenant compte de facteurs individuels.

8. Soutien aux décisions cliniques : L'IA peut fournir des informations basées sur des preuves pour aider les professionnels de la santé à prendre des décisions éclairées. En intégrant des connaissances médicales actuelles et des données probantes, les systèmes d'IA peuvent aider à formuler des plans de traitement plus efficaces.

Cependant, il est important de souligner que malgré tous ces avantages, l'IA ne doit pas remplacer la compétence, l'empathie et le jugement clinique des professionnels de la santé. L'intégration de l'IA dans les soins de santé doit se faire de manière équilibrée, en utilisant l'IA comme un outil d'aide pour soutenir les soignants et améliorer les soins tout en préservant l'importance de l'interaction humaine et de la relation de confiance entre le patient et le soignant.

Perspectives d'avenir pour l'IA en tant que "collègue" du soignant.

Les perspectives d'avenir pour l'intelligence artificielle (IA) en tant que "collègue" du soignant sont prometteuses et excitantes. L'IA continuera à évoluer et à jouer un rôle de plus en plus significatif dans le domaine des soins de santé, en collaborant avec les soignants pour améliorer la qualité des soins et l'efficacité des services médicaux. Voici quelques perspectives d'avenir pour cette relation entre l'IA et le soignant :

1. Assistance clinique avancée : Avec des avancées continues dans l'apprentissage automatique et le traitement du langage naturel, l'IA sera en mesure de fournir une assistance clinique encore plus sophistiquée. Elle pourra interagir avec les soignants de manière plus contextuelle et personnalisée, en fournissant des recommandations basées sur des preuves pour les diagnostics, les traitements et les plans de soins.

2. Prévention et détection précoce des maladies : L'IA continuera à jouer un rôle clé dans la prévention et la détection précoce des maladies. Les algorithmes d'IA seront de plus en plus efficaces pour analyser les données médicales des patients, ce qui permettra d'identifier les facteurs de risque et de détecter les signes précoces de maladies, améliorant ainsi les chances de traitement réussi.

3. Médecine de précision : L'IA permettra de mieux cibler les traitements en fonction des caractéristiques spécifiques de chaque patient, entraînant ainsi une médecine de précision plus avancée. Les modèles d'IA pourront prédire comment un patient réagira à un traitement spécifique, ce qui aidera à choisir les traitements les plus efficaces avec moins d'effets secondaires.

4. Robotique médicale : En collaboration avec des robots médicaux, l'IA peut être utilisée pour réaliser des interventions chirurgicales plus précises et moins invasives. Les robots peuvent être équipés d'IA pour aider les chirurgiens à effectuer des gestes plus complexes avec une grande précision.

5. Chatbots de santé améliorés : Les chatbots alimentés par l'IA continueront de se développer en tant qu'outils de soutien pour les patients. Ils seront capables de répondre à une plus large gamme de questions médicales, de fournir des conseils de santé plus personnalisés et de surveiller l'état de santé des patients à domicile.

6. Formation médicale et prise de décision : L'IA pourra être utilisée dans les programmes de formation médicale pour simuler des cas cliniques complexes et aider les futurs soignants à développer leurs compétences diagnostiques et de prise de décision. Les soignants pourront également accéder à des bases de connaissances médicales constamment mises à jour grâce à l'IA.

7. Amélioration de l'efficacité des soins : En automatisant certaines tâches administratives et répétitives, l'IA libérera du temps pour les soignants, leur permettant de se concentrer davantage sur les soins directs aux patients et sur des tâches cliniques plus complexes.

Cependant, avec ces opportunités viennent également des défis. Il sera essentiel de garantir la sécurité et la confidentialité des données des patients, d'atténuer les biais potentiels dans les algorithmes d'IA et de veiller à ce que l'intégration de l'IA dans les soins de santé soit éthique et centrée sur le patient.

En fin de compte, l'intégration croissante de l'IA en tant que "collègue" du soignant a le potentiel d'améliorer considérablement les soins de santé, de rendre les diagnostics plus précis et les traitements plus personnalisés, tout en préservant l'importance de la relation soignant-patient et du facteur humain dans les soins de santé.

Les Défis Ethiques et Légaux

Discussion sur les dilemmes éthiques liés à l'utilisation de l'IA en soins de santé.

L'intégration croissante de l'intelligence artificielle (IA) en soins de santé soulève de nombreux dilemmes éthiques complexes. Bien que l'IA puisse offrir des avantages considérables, elle suscite également des préoccupations concernant la confidentialité des données, la responsabilité, la prise de décision autonome et la confiance dans les soins de santé. Voici quelques-uns des dilemmes éthiques les plus importants liés à l'utilisation de l'IA en soins de santé :

1. Confidentialité des données et protection de la vie privée : L'IA nécessite un accès à de vastes quantités de données médicales pour fonctionner efficacement. Cela soulève des inquiétudes quant à la confidentialité des informations médicales des patients et à la protection de leur vie privée. Il est crucial de mettre en place des mesures de sécurité robustes pour prévenir les violations de données et garantir que les informations personnelles des patients sont protégées.

2. Biais algorithmiques : Les algorithmes d'IA sont formés sur des ensembles de données historiques, qui peuvent contenir des biais systémiques basés sur des facteurs tels que l'âge, le sexe, la race ou l'origine ethnique. Cela peut entraîner des inégalités dans les diagnostics, les traitements et les résultats de santé. Il est essentiel de surveiller et de réduire les biais dans les modèles d'IA pour garantir des soins équitables et non discriminatoires.

3. Responsabilité et prise de décision autonome : Lorsque l'IA prend en charge certaines tâches cliniques, la responsabilité des décisions de santé peut être diluée entre l'algorithme et le professionnel de la santé. En cas d'erreur ou de problème, il peut être difficile de déterminer qui est responsable. Les professionnels de la santé devront toujours jouer un rôle actif dans la prise de décisions, et la responsabilité devra être clairement établie en cas d'événements indésirables.

4. Manque d'empathie et de communication humaine : L'IA peut fournir des réponses et des recommandations basées sur des données, mais elle ne peut pas remplacer l'empathie et la communication humaine. Les patients ont besoin de l'interaction avec des soignants compatissants et attentionnés pour se sentir compris et soutenus émotionnellement. Il est donc essentiel de trouver un équilibre entre l'utilisation de l'IA pour améliorer les soins et le maintien d'une approche humaine dans la relation soignant-patient.

5. Autonomie des patients : L'IA peut fournir des recommandations de traitement personnalisées, mais cela peut également soulever des questions concernant l'autonomie des patients. Certains patients peuvent se sentir dépossédés de leur pouvoir de décision si les choix de traitement sont fortement influencés par des algorithmes. Il est important de permettre aux patients de participer activement aux décisions concernant leur santé et leur traitement.

6. Inégalités d'accès aux technologies d'IA : Les technologies d'IA peuvent être coûteuses à mettre en œuvre et à maintenir. Cela peut entraîner des inégalités d'accès aux soins de santé avancés basés sur l'IA, en particulier dans les régions ou les communautés défavorisées. Il est crucial de veiller à ce que l'IA ne creuse pas l'écart entre les patients et qu'elle soit utilisée de manière équitable et inclusive.

En somme, l'utilisation de l'IA en soins de santé offre des opportunités passionnantes pour améliorer les soins, la précision des diagnostics et l'efficacité des traitements. Cependant, il est essentiel de résoudre les dilemmes éthiques liés à l'IA pour garantir des soins équitables, transparents et centrés sur le patient. La prise en compte des enjeux éthiques dès la conception et l'utilisation responsable de l'IA sont essentielles pour maximiser ses avantages tout en minimisant ses risques potentiels.

Protection de la vie privée des patients et sécurisation des données de santé.

La protection de la vie privée des patients et la sécurisation des données de santé sont des préoccupations essentielles lors de l'utilisation de l'intelligence artificielle (IA) en soins de santé. Les données médicales sont extrêmement sensibles, contenant des informations personnelles et médicales confidentielles sur les patients. Voici quelques mesures clés pour assurer la protection de la vie privée et la sécurité des données de santé dans le contexte de l'IA en soins de santé :

1. Consentement éclairé : Avant de collecter, traiter ou utiliser les données des patients, il est essentiel d'obtenir un consentement éclairé de leur part. Les patients doivent être informés de manière claire et transparente sur la manière dont leurs données seront utilisées, pourquoi elles sont nécessaires et comment elles seront protégées.

2. Anonymisation et pseudonymisation des données : Avant d'être utilisées pour l'entraînement d'algorithmes d'IA, les données médicales peuvent être anonymisées ou

41

pseudonymisées pour éviter l'identification directe des patients. Cela réduit considérablement le risque de divulgation involontaire de données sensibles.

3. Cryptage des données : Les données de santé doivent être stockées et transmises de manière sécurisée en utilisant des protocoles de cryptage robustes. Cela empêche toute personne non autorisée d'accéder aux informations sensibles en cas de violation ou d'intrusion.

4. Accès restreint et contrôle d'accès : Les professionnels de la santé et les chercheurs qui utilisent les données de santé doivent avoir un accès restreint uniquement aux informations nécessaires pour leurs tâches spécifiques. Un contrôle d'accès strict doit être mis en place pour garantir que seules les personnes autorisées peuvent accéder aux données.

5. Sécurité des appareils et des réseaux : Les dispositifs et les réseaux utilisés pour stocker et traiter les données de santé doivent être sécurisés et protégés contre les attaques informatiques. Les mises à jour régulières, les pare-feu et les logiciels antivirus sont essentiels pour prévenir les failles de sécurité.

6. Formation et sensibilisation : Il est essentiel de former régulièrement le personnel médical et les professionnels de la santé sur les meilleures pratiques en matière de protection des données et de sécurité informatique. La sensibilisation aux risques de sécurité contribue à minimiser les erreurs humaines pouvant entraîner des violations de données.

7. Conformité réglementaire : Les systèmes d'IA en soins de santé doivent se conformer aux lois et réglementations en matière de protection des données et de confidentialité, telles que le Règlement général sur la protection des données (RGPD) en Europe ou les réglementations HIPAA aux États-Unis.

8. Surveillance et audit : Une surveillance continue et des audits réguliers doivent être effectués pour détecter les anomalies et les activités suspectes, assurant ainsi une réaction rapide en cas de violation de sécurité.

En mettant en œuvre ces mesures, les institutions de santé et les fournisseurs de soins de santé peuvent renforcer la protection de la vie privée des patients et assurer la sécurité des données de santé lors de l'utilisation de l'IA. L'objectif est de garantir que les avantages de l'IA en soins de santé sont atteints sans compromettre la confiance du public dans la sécurité et la confidentialité de leurs informations médicales.

Responsabilité en cas d'erreurs ou de mauvaises interprétations de l'IA.

La responsabilité en cas d'erreurs ou de mauvaises interprétations de l'intelligence artificielle (IA) est un sujet complexe et crucial à aborder lorsque l'IA est utilisée en soins de santé. Comme l'IA prend de plus en plus de décisions cliniques et fournit des recommandations médicales, il est important de déterminer qui est responsable en cas d'erreur ou de résultat indésirable. Voici quelques aspects clés de la responsabilité liée à l'IA en soins de santé :

1. Responsabilité partagée : La responsabilité en matière de soins de santé impliquant l'IA doit être partagée entre l'IA elle-même, les développeurs de l'algorithme, les fabricants du système IA et les professionnels de la santé utilisant l'IA. Chaque partie doit assumer sa part de responsabilité en fonction de son rôle et de ses actions.

2. Développeurs de l'IA : Les concepteurs et développeurs d'algorithmes d'IA ont la responsabilité de créer des modèles fiables et sûrs. Cela signifie mettre en œuvre des tests rigoureux, identifier et atténuer les biais potentiels, et s'assurer que l'IA fonctionne de manière transparente et conforme aux normes éthiques et réglementaires.

3. Fabricants du système IA : Les fabricants de systèmes IA doivent garantir la fiabilité, la sécurité et la conformité de leurs produits. Ils doivent également fournir des mises à jour régulières pour corriger les erreurs et les vulnérabilités découvertes.

4. Professionnels de la santé : Les professionnels de la santé qui utilisent l'IA ont la responsabilité de comprendre les limites de l'IA, de valider les résultats fournis par l'IA et de prendre des décisions éclairées basées sur leur expertise clinique. Ils doivent également signaler tout problème ou résultat inattendu lié à l'utilisation de l'IA.

5. Transparence et explication : L'IA doit être transparente dans son fonctionnement et dans la manière dont elle arrive à ses conclusions. Les mécanismes de prise de décision de l'IA doivent être compréhensibles pour les professionnels de la santé afin qu'ils puissent interpréter correctement les résultats et prendre des décisions éclairées.

6. Assurance et couverture d'erreur : Lorsque l'IA est utilisée pour prendre des décisions médicales, il est important d'avoir des politiques d'assurance appropriées pour couvrir les erreurs ou les résultats indésirables qui pourraient survenir en raison de l'utilisation de l'IA.

7. Transparence dans l'utilisation de l'IA : Les institutions de santé et les fournisseurs doivent être transparents avec les patients quant à l'utilisation de l'IA dans leurs soins. Les patients doivent être informés lorsque l'IA est impliquée dans leur diagnostic ou leur traitement, et ils doivent être en mesure de poser des questions sur son rôle dans leur prise en charge médicale.

La responsabilité en cas d'erreurs ou de mauvaises interprétations de l'IA est un domaine en évolution constante. Il est essentiel d'élaborer des lignes directrices et des politiques claires pour clarifier les rôles et les responsabilités de chaque partie impliquée dans l'utilisation de l'IA en soins de santé. Une approche collaborative impliquant les développeurs d'IA, les professionnels de la santé, les organismes de réglementation et les patients est nécessaire pour garantir que l'IA est utilisée de manière responsable et sûre, tout en optimisant ses avantages pour améliorer les soins de santé.

Vers une Coexistence Harmonieuse

Réflexion sur les avantages de la cohabitation entre l'IA et le soignant humain.

La cohabitation entre l'intelligence artificielle (IA) et le soignant humain offre une multitude d'avantages qui peuvent transformer positivement le domaine des soins de santé. Plutôt que de remplacer complètement le soignant humain, l'IA peut être utilisée comme un outil complémentaire pour améliorer les capacités et les performances du soignant. Voici une réflexion sur les avantages de cette cohabitation :

1. Précision et efficacité accrues : L'IA peut analyser de grandes quantités de données médicales en un temps record, aidant ainsi les soignants à obtenir des informations précises et à prendre des décisions éclairées. Cela peut conduire à des diagnostics plus précis, des plans de traitement personnalisés et une gestion plus efficace des soins.

2. Détection précoce des maladies : L'IA peut aider à identifier les signes précoces de maladies ou de complications potentielles en analysant les données des patients. Cela permet un dépistage précoce, ce qui est crucial pour améliorer les chances de guérison et pour prévenir la progression de certaines maladies.

3. Amélioration de la prise de décision : L'IA peut fournir des informations basées sur des preuves aux soignants, ce qui leur permet de prendre des décisions plus éclairées et plus informées. Cela renforce leur expertise clinique et améliore la qualité globale des soins fournis.

4. Automatisation des tâches répétitives : L'IA peut prendre en charge certaines tâches administratives et répétitives, permettant aux soignants de se concentrer davantage sur l'interaction avec les patients et sur des aspects plus cliniques du traitement.

5. Soutien émotionnel et empathie : Bien que l'IA ne puisse pas exprimer d'émotions, elle peut être utilisée pour fournir un soutien émotionnel de base aux patients, par exemple, en les informant sur leur état de santé, en répondant à leurs questions ou en leur rappelant de prendre leurs médicaments. Cela peut alléger la charge émotionnelle du personnel soignant et améliorer l'expérience globale du patient.

6. Formation et éducation : L'IA peut être utilisée dans les programmes de formation médicale pour simuler des scénarios cliniques complexes, aidant ainsi les étudiants et les soignants à développer leurs compétences et leur expertise.

7. Suivi et gestion des soins : L'IA peut surveiller en temps réel les signes vitaux des patients et les données de santé, ce qui permet une gestion proactive des soins et une intervention rapide en cas de besoin.

8. Médecine de précision : L'IA peut être utilisée pour analyser les données génétiques et cliniques des patients afin de fournir des traitements plus ciblés et personnalisés.
En combinant les forces de l'IA et du soignant humain, il est possible d'améliorer considérablement la qualité, l'efficacité et l'accessibilité des soins de santé. L'IA peut libérer du temps et des ressources pour les soignants, ce qui leur permet de se concentrer sur des aspects plus complexes et relationnels des soins. En fin de compte, la cohabitation entre l'IA et le soignant humain peut contribuer à des soins de santé plus efficaces, plus précis

et plus centrés sur le patient, tout en préservant l'essence même de la relation soignant-patient et l'importance de l'humanité dans les soins de santé.

Importance de l'intelligence émotionnelle et des compétences humaines dans les soins de santé.

L'intelligence émotionnelle et les compétences humaines jouent un rôle fondamental et irremplaçable dans les soins de santé. Alors que l'intelligence artificielle (IA) offre des capacités technologiques avancées, elle ne peut pas remplacer la dimension humaine et émotionnelle essentielle dans la relation soignant-patient. Voici l'importance de l'intelligence émotionnelle et des compétences humaines dans les soins de santé :

1. Empathie et compréhension : L'empathie est la capacité de se mettre à la place du patient, de comprendre ses émotions, ses peurs et ses préoccupations. Les soignants dotés d'intelligence émotionnelle peuvent établir une connexion profonde avec leurs patients, ce qui favorise un climat de confiance et de compréhension mutuelle.

2. Soutien émotionnel : Les patients peuvent faire face à des moments de vulnérabilité, de peur ou de tristesse. La présence d'un soignant chaleureux et attentionné peut apporter un réconfort émotionnel et améliorer le bien-être global du patient.

3. Communication efficace : La communication est un pilier essentiel dans les soins de santé. Les soignants qui possèdent une intelligence émotionnelle élevée peuvent communiquer avec compassion et clarté, ce qui permet de mieux informer les patients sur leur état de santé, les traitements et les décisions à prendre.

4. Relation de confiance : Les compétences humaines et l'intelligence émotionnelle sont au cœur de la construction d'une relation de confiance entre le soignant et le patient. Cette confiance facilite la coopération et l'adhésion du patient au plan de traitement, ce qui améliore les résultats de santé.

5. Gestion du stress et du deuil : Dans les moments difficiles, tels que les diagnostics graves ou le deuil, les compétences humaines du soignant sont cruciales pour soutenir émotionnellement les patients et leur famille.

6. Adaptabilité aux besoins individuels : Chaque patient est unique, avec ses propres expériences de vie et ses préférences. Les soignants dotés d'intelligence émotionnelle peuvent s'adapter aux besoins individuels de chaque patient et personnaliser leur approche de soins.

7. Prise de décision éthique : Les compétences humaines aident les soignants à aborder les dilemmes éthiques de manière réfléchie et à prendre des décisions basées sur le bien-être du patient et le respect de ses valeurs.

8. Gestion des conflits et des situations tendues : Les compétences de gestion des conflits et des situations tendues permettent aux soignants de gérer les situations stressantes avec calme et professionnalisme.

En résumé, l'intelligence émotionnelle et les compétences humaines sont indispensables dans les soins de santé, car elles favorisent une approche centrée sur le patient, basée sur la compassion, l'empathie et la compréhension. Alors que l'IA continue d'évoluer et de s'intégrer dans le domaine de la santé, il est essentiel de reconnaître que la présence humaine et chaleureuse des soignants demeurera irremplaçable pour offrir des soins complets, attentionnés et holistiques. La cohabitation harmonieuse entre l'IA et les compétences humaines est la clé pour assurer des soins de santé de qualité supérieure, centrés sur le patient et adaptés aux besoins individuels.

Propositions pour une intégration réussie de l'IA dans les pratiques de soins existantes.

Pour une intégration réussie de l'intelligence artificielle (IA) dans les pratiques de soins existantes, il est essentiel de suivre certaines propositions et meilleures pratiques. Voici quelques idées pour une intégration réussie de l'IA dans les soins de santé :

1. Formation des professionnels de la santé : Une formation adéquate des professionnels de la santé sur l'utilisation de l'IA est essentielle. Ils doivent comprendre comment interagir avec l'IA, interpréter ses résultats et prendre des décisions éclairées basées sur les informations fournies par l'IA.

2. Collaboration entre IA et professionnels de la santé : Il est important de promouvoir une culture de collaboration entre l'IA et les professionnels de la santé. L'IA ne doit pas être considérée comme une entité séparée, mais plutôt comme un outil d'aide pour soutenir les soignants dans leurs décisions et leur pratique.

3. Validation et transparence : Les modèles d'IA utilisés dans les soins de santé doivent être validés de manière rigoureuse pour garantir leur précision et leur fiabilité. De plus, la transparence est essentielle pour permettre aux professionnels de la santé de comprendre comment l'IA prend des décisions et de faire confiance à ses résultats.

4. Intégration progressive : L'intégration de l'IA dans les pratiques de soins existantes doit se faire de manière progressive et incrémentielle. Commencer par des cas d'utilisation simples et bien définis permet aux professionnels de la santé de s'habituer à l'utilisation de l'IA avant d'adopter des applications plus complexes.

5. Respect de l'éthique et de la confidentialité : Il est essentiel de se conformer aux normes éthiques et réglementaires en matière de protection des données et de confidentialité des patients. Les données de santé doivent être stockées et traitées de manière sécurisée, et les patients doivent être informés de l'utilisation de l'IA dans leur prise en charge médicale.

6. Évaluation continue des performances : Il est important de surveiller en permanence les performances de l'IA et d'effectuer des ajustements en fonction des retours des professionnels de la santé et des résultats cliniques. L'IA doit évoluer en fonction des besoins et des exigences changeants des pratiques de soins.

7. Approche centrée sur le patient : L'intégration de l'IA doit toujours être centrée sur le patient. L'objectif principal doit être d'améliorer les résultats de santé et l'expérience globale du patient. Les soins de santé doivent rester centrés sur l'humain, en tenant compte des besoins et des préférences individuels de chaque patient.

8. Collaboration avec les développeurs d'IA : Les professionnels de la santé doivent collaborer étroitement avec les développeurs d'IA pour fournir des commentaires sur les besoins cliniques spécifiques et les améliorations souhaitées. Cette collaboration permet d'assurer que l'IA répond réellement aux besoins des soignants et des patients.

En suivant ces propositions, l'intégration de l'IA dans les pratiques de soins existantes peut être couronnée de succès. L'IA peut être utilisée de manière responsable et efficace pour améliorer les soins de santé, tout en préservant l'importance de l'intelligence émotionnelle et des compétences humaines dans la relation soignant-patient. La cohabitation harmonieuse entre l'IA et les soignants humains est la clé pour fournir des soins de santé de qualité supérieure, basés sur la technologie avancée et la compassion humaine.

En Route vers le Futur

Projections sur l'évolution de l'IA dans le domaine des soins de santé.

Les projections concernant l'évolution de l'intelligence artificielle (IA) dans le domaine des soins de santé sont prometteuses et indiquent un avenir plein de possibilités. Voici quelques projections sur la façon dont l'IA pourrait évoluer dans le domaine des soins de santé :

1. Médecine de précision avancée : L'IA continuera d'améliorer la médecine de précision en analysant des ensembles de données massifs, tels que le génome du patient, les antécédents médicaux et les données de laboratoire. Cela permettra de mieux cibler les traitements et de personnaliser les soins pour chaque individu.

2. Diagnostic précoce des maladies : Grâce à l'apprentissage automatique et à l'analyse des images médicales, l'IA sera capable de détecter les signes précurseurs de maladies à un stade précoce, permettant ainsi un traitement plus rapide et plus efficace.

3. Robots médicaux plus avancés : Les robots médicaux équipés d'IA continueront de se développer et d'assister les chirurgiens dans des interventions plus complexes, réduisant les risques et améliorant la précision des procédures chirurgicales.

4. Systèmes de santé intelligents : Les hôpitaux et les centres de santé pourraient adopter des systèmes de santé intelligents basés sur l'IA pour améliorer la gestion des patients, la planification des ressources, l'optimisation des flux de travail et la prise de décision clinique.

5. Chatbots de santé avancés : Les chatbots de santé deviendront plus sophistiqués, capables de fournir des réponses plus précises et personnalisées aux questions médicales des patients, offrant ainsi un soutien supplémentaire en dehors des heures de bureau.

6. Révolution de la recherche médicale : L'IA accélérera la recherche médicale en analysant rapidement de vastes ensembles de données pour identifier de nouveaux médicaments, des traitements innovants et des pistes prometteuses pour guérir certaines maladies.

7. Prévention des épidémies : L'IA sera utilisée pour surveiller en temps réel les données épidémiologiques et prévenir la propagation de maladies infectieuses en identifiant rapidement les foyers d'épidémies et en prenant des mesures préventives.

8. Systèmes d'aide à la décision clinique : Les systèmes d'aide à la décision clinique basés sur l'IA seront largement utilisés pour fournir des recommandations en temps réel aux professionnels de la santé lors de la prise de décision clinique complexe.

9. Analyse avancée des données de santé : L'IA permettra une analyse plus poussée des données de santé, identifiant des tendances et des facteurs de risque jusqu'alors inaperçus, ce qui ouvrira la voie à de nouvelles approches préventives et thérapeutiques.

10. Intégration transparente de l'IA : Avec le temps, l'IA s'intégrera de manière plus transparente dans les pratiques de soins de santé, devenant une partie intégrante du flux de travail des professionnels de la santé, sans perturber la relation soignant-patient.

Cependant, il est important de reconnaître que l'évolution de l'IA dans le domaine des soins de santé nécessitera également une réflexion continue sur les questions éthiques, la sécurité des données, la responsabilité et l'équité. Il est essentiel de garantir que l'intégration de l'IA se fait de manière responsable, centrée sur le patient et en collaboration avec les professionnels de la santé, afin de maximiser les avantages de cette technologie tout en minimisant les risques potentiels.

Quelles fonctions pourraient être entièrement automatisées, et quelles tâches nécessiteront toujours une présence humaine ?

Certaines fonctions dans le domaine des soins de santé pourraient être entièrement automatisées grâce à l'intelligence artificielle (IA) et à la robotique, tandis que d'autres tâches nécessiteront toujours une présence humaine. Voici quelques exemples de fonctions automatisables et de tâches qui demanderont toujours la présence et l'intervention humaine :

Fonctions automatisables :
- **Analyse d'imagerie médicale :** L'IA peut analyser les images médicales, telles que les radiographies, les IRM et les scanners, pour détecter des anomalies ou des pathologies.

- **Analyse de données de santé :** L'IA peut traiter et analyser de vastes quantités de données de santé pour identifier des tendances, des facteurs de risque et des corrélations.
- **Gestion des dossiers médicaux :** Les systèmes d'IA peuvent être utilisés pour gérer et organiser les dossiers médicaux des patients de manière plus efficace.

- **Assistance à la prescription médicale :** L'IA peut recommander des traitements ou des médicaments appropriés en fonction des antécédents médicaux du patient et des données disponibles.

- **Surveillance des patients :** Les dispositifs d'IA peuvent surveiller en temps réel les signes vitaux des patients et alerter le personnel médical en cas d'anomalies.

- **Triage des patients :** L'IA peut aider à trier les patients en fonction de la gravité de leur état et à déterminer l'ordre de priorité des soins.

Tâches nécessitant une présence humaine :
- **Relation soignant-patient :** La relation humaine entre le soignant et le patient est essentielle pour établir la confiance, offrir un soutien émotionnel et fournir des soins holistiques.

- **Diagnostic complexe :** Les diagnostics complexes et les situations cliniques inhabituelles nécessitent l'expertise et l'intuition d'un professionnel de la santé qualifié.

- **Communication empathique :** La communication empathique et la compréhension des émotions du patient ne peuvent être remplacées par des systèmes automatisés.

- **Prise de décision éthique :** Les dilemmes éthiques dans les soins de santé nécessitent une réflexion et une prise de décision humaines, prenant en compte les valeurs et les préférences du patient.

- **Coordination des soins :** La coordination entre les différents membres de l'équipe de soins et la planification globale du traitement exigent des compétences organisationnelles et relationnelles spécifiques aux professionnels de la santé.

- **Soins palliatifs et fin de vie :** Les soins palliatifs et les discussions sur la fin de vie exigent une présence humaine compatissante et une approche sensible pour soutenir les patients et leurs familles.

- **Formation et éducation :** L'enseignement, la formation et le mentorat des futurs professionnels de la santé nécessitent une interaction et une expertise humaines.

En somme, l'intelligence artificielle a le potentiel de transformer de nombreuses fonctions et tâches dans le domaine des soins de santé en améliorant l'efficacité et la précision des diagnostics et des traitements. Cependant, la présence humaine restera essentielle pour des aspects émotionnels, éthiques et relationnels des soins de santé, garantissant que les patients reçoivent des soins complets, centrés sur l'humain et respectueux de leurs besoins individuels. La clé réside dans une cohabitation harmonieuse entre les avancées technologiques de l'IA et les compétences humaines des professionnels de la santé.

Impact potentiel sur les formations en soins de santé et l'évolution des professions.

L'intégration croissante de l'intelligence artificielle (IA) dans le domaine des soins de santé aura un impact significatif sur les formations en soins de santé et l'évolution des professions médicales. Voici quelques points clés sur cet impact potentiel :

1. Formation plus axée sur l'IA et la technologie : Les programmes de formation en soins de santé devront intégrer davantage d'enseignements sur l'IA, l'apprentissage automatique, l'analyse de données et la technologie médicale. Les futurs professionnels de la santé devront être familiarisés avec ces outils pour utiliser efficacement l'IA dans leur pratique.

2. Adaptation des programmes de formation : Les programmes de formation en médecine, en soins infirmiers et dans d'autres domaines de la santé devront être adaptés pour inclure des compétences spécifiques liées à l'IA, telles que l'interprétation des résultats d'IA, la collaboration avec des systèmes d'aide à la décision clinique et la gestion des technologies médicales intelligentes.

3. Développement de nouvelles spécialités : L'émergence de l'IA dans les soins de santé pourrait donner lieu à de nouvelles spécialités, telles que les experts en IA médicale, les spécialistes en analyse de données de santé et les professionnels de la santé spécialisés dans l'intégration de l'IA dans les soins.

4. Besoin de compétences complémentaires : Les futurs professionnels de la santé devront développer des compétences complémentaires, telles que la compréhension des algorithmes d'IA, l'éthique des données de santé et la capacité de travailler en collaboration avec des systèmes automatisés.

5. Redéfinition des rôles traditionnels : Avec l'automatisation de certaines tâches, les rôles traditionnels des professionnels de la santé pourraient évoluer. Par exemple, les soignants pourraient se concentrer davantage sur les aspects émotionnels et relationnels des soins, tandis que l'IA prendrait en charge certaines tâches administratives et analytiques.

6. Formation continue : Les professionnels de la santé en exercice devront également suivre une formation continue pour rester à jour avec les avancées technologiques en matière d'IA et pour développer les compétences nécessaires à son utilisation efficace.

7. Développement de nouvelles compétences en gestion des données : Avec l'IA, la quantité de données générées dans le domaine de la santé augmentera considérablement. Les professionnels de la santé devront acquérir des compétences en gestion des données, en protection de la vie privée et en sécurité des informations pour gérer ces flux de données massifs de manière responsable.

8. Collaboration interdisciplinaire : L'IA nécessitera une collaboration plus étroite entre les professionnels de la santé et les experts en informatique, en intelligence artificielle et en science des données. Les équipes de soins pourraient inclure des spécialistes en IA travaillant main dans la main avec des médecins et des infirmiers.

En somme, l'intégration de l'IA dans les soins de santé entraînera une évolution des professions médicales et des formations en soins de santé. L'acquisition de nouvelles compétences liées à l'IA et à la technologie, ainsi que le développement de spécialités émergentes, seront nécessaires pour permettre aux professionnels de la santé de tirer pleinement parti des avantages de l'IA tout en préservant l'importance de l'intelligence émotionnelle et des compétences humaines dans la relation soignant-patient. La formation continue et l'adaptabilité seront des éléments clés pour réussir cette transition vers une pratique médicale augmentée par l'IA.

Vers une médecine prédictive : Comment l'IA anticipe les besoins de santé individuels

L'émergence de la médecine prédictive

L'émergence de la médecine prédictive marque une étape importante dans l'évolution de la médecine moderne. La médecine prédictive consiste à utiliser des données cliniques, génétiques et environnementales pour identifier les risques potentiels de développer certaines maladies ou conditions médicales chez un individu. Grâce aux avancées de l'intelligence artificielle et de l'apprentissage automatique, la médecine prédictive est devenue une réalité, transformant ainsi la manière dont les professionnels de la santé abordent la prévention et la prise en charge des maladies.

Les progrès dans la collecte et l'analyse de grandes quantités de données médicales ont ouvert de nouvelles opportunités pour anticiper les risques de maladies avant même l'apparition des symptômes. La médecine prédictive repose sur la capacité de l'IA à extraire des informations précieuses à partir de vastes ensembles de données, notamment les antécédents médicaux, les habitudes de vie, les facteurs génétiques et les données environnementales. Ces données sont ensuite utilisées pour évaluer les risques individuels de développer certaines maladies, telles que les maladies cardiaques, le diabète, le cancer, les maladies neurodégénératives, et bien d'autres encore.

Les applications pratiques de la médecine prédictive sont nombreuses. Par exemple, l'IA peut être utilisée pour analyser les résultats de tests génétiques et prédire les risques de développer des maladies héréditaires. De même, elle peut aider à identifier les facteurs de risque spécifiques pour un patient donné, en tenant compte de son profil génétique et de ses antécédents médicaux, afin de proposer des mesures préventives personnalisées et des plans de traitement adaptés.

En permettant une détection précoce des risques de maladies, la médecine prédictive offre de nombreux avantages tant pour les patients que pour les professionnels de la santé. Elle permet de cibler les interventions médicales de manière plus précise, de prévenir l'apparition de maladies potentiellement graves et de favoriser une approche préventive de la santé. De plus, en identifiant les individus à risque élevé, la médecine prédictive peut contribuer à réduire les coûts de santé en évitant des traitements coûteux et en diminuant les hospitalisations.

Cependant, l'émergence de la médecine prédictive soulève également des questions éthiques et sociales importantes. La confidentialité des données génétiques et médicales est un enjeu crucial, car la divulgation de telles informations pourrait avoir des implications sur la vie privée et la discrimination potentielle. De plus, l'accès équitable à la médecine prédictive doit être garanti pour éviter toute exacerbation des inégalités en matière de santé.

En conclusion, l'émergence de la médecine prédictive représente une avancée majeure dans le domaine des soins de santé. Grâce à l'utilisation de l'IA pour analyser et exploiter les données médicales, la médecine prédictive offre de nouvelles perspectives pour une approche proactive de la santé, en identifiant les risques de maladies avant qu'elles ne se manifestent cliniquement. Cependant, une mise en œuvre responsable de la médecine prédictive est essentielle, en tenant compte des considérations éthiques, de la protection de la vie privée et de l'équité dans l'accès aux soins de santé prédictifs.

Big data et apprentissage automatique

Big data et apprentissage automatique sont deux concepts essentiels qui ont contribué de manière significative à l'émergence de l'intelligence artificielle (IA) et à ses applications dans divers domaines, y compris la santé.

Le terme "big data" fait référence à la collecte massive de données, souvent de grande variété et de grande vélocité, provenant de différentes sources telles que les dossiers médicaux électroniques, les dispositifs de surveillance médicale, les capteurs portables, les études cliniques, les publications scientifiques, les réseaux sociaux et bien d'autres encore. Ces données sont généralement de volume tellement élevé qu'elles dépassent la capacité des outils traditionnels de gestion de données pour les stocker, les traiter et les analyser de manière efficace. C'est là que le "big data" entre en jeu, en fournissant des méthodes et des technologies permettant de manipuler, d'analyser et de tirer des informations significatives à partir de ces vastes ensembles de données.

L'apprentissage automatique (ou machine learning) est une branche de l'IA qui permet aux machines d'apprendre à partir des données sans être explicitement programmées. Plutôt que de suivre des instructions spécifiques, les algorithmes d'apprentissage automatique utilisent les données pour identifier des modèles, des relations et des tendances, puis ils appliquent ces connaissances pour effectuer des prédictions ou prendre des décisions. L'apprentissage automatique est particulièrement puissant lorsqu'il est utilisé avec de grandes quantités de données, car il peut découvrir des schémas complexes et des informations cachées qui seraient difficiles à détecter par des moyens traditionnels.

Dans le domaine de la santé, l'utilisation conjointe du big data et de l'apprentissage automatique a eu un impact considérable. Les systèmes d'IA peuvent traiter des quantités massives de données médicales pour identifier des modèles de comportement et de réponses aux traitements. Par exemple, l'analyse du big data combinée à l'apprentissage automatique peut aider à prédire le risque de développer certaines maladies chez un individu en se basant sur ses caractéristiques génétiques, son historique médical et ses habitudes de vie.

De plus, le big data permet de créer des bases de données médicales centralisées et interconnectées, qui peuvent être utilisées pour des études épidémiologiques et des recherches cliniques à grande échelle. Cela facilite également la mise en place de programmes de médecine préventive basés sur des données probantes, permettant une prise en charge personnalisée et précoce des problèmes de santé.

Cependant, l'utilisation du big data et de l'apprentissage automatique en médecine soulève également des défis importants, notamment en matière de protection de la vie privée, de sécurité des données et de biais algorithmique. Il est essentiel de garantir que les données médicales sont traitées de manière éthique et sécurisée, et que les algorithmes d'apprentissage automatique sont rigoureusement validés pour éviter toute discrimination ou fausse interprétation des résultats.

En conclusion, le mariage du big data et de l'apprentissage automatique a transformé la manière dont la médecine est pratiquée. Ces technologies permettent de tirer des informations significatives à partir de vastes ensembles de données médicales, ouvrant ainsi de nouvelles perspectives pour la médecine prédictive, la recherche biomédicale et l'amélioration de la qualité des soins de santé. Cependant, leur utilisation doit être accompagnée d'une réflexion éthique et responsable pour assurer leur intégration réussie et bénéfique dans le domaine de la santé.

Prédire les maladies génétiques

Prédire les maladies génétiques est l'un des domaines les plus prometteurs de la médecine prédictive, rendu possible par les avancées de la génomique et de l'intelligence artificielle. Cette approche vise à utiliser les informations génétiques d'un individu pour identifier les risques de développer certaines maladies héréditaires avant même l'apparition des symptômes cliniques.

L'étude du génome humain a révélé que de nombreuses maladies ont une composante génétique qui peut prédisposer certains individus à les développer. Les variations dans les gènes peuvent influencer la susceptibilité d'un individu à une maladie spécifique, et certaines mutations génétiques peuvent être fortement associées à certaines pathologies.

Les progrès technologiques dans le séquençage du génome ont permis une analyse plus rapide et plus économique des gènes d'un individu. Les séquenceurs de nouvelle génération peuvent analyser l'ADN d'un patient pour identifier des variants génétiques qui peuvent être associés à des maladies spécifiques. Cependant, l'interprétation de ces données génomiques complexes nécessite des approches informatiques sophistiquées, c'est là qu'intervient l'intelligence artificielle, notamment l'apprentissage automatique.

Les algorithmes d'apprentissage automatique peuvent analyser de vastes ensembles de données génomiques et de profils de santé pour identifier des patrons et des associations entre des variations génétiques spécifiques et des maladies particulières. En combinant ces informations avec des données médicales supplémentaires telles que l'historique médical familial, le mode de vie et l'environnement, il devient possible de prédire le risque de développer une maladie génétique avec une meilleure précision.

La prédiction des maladies génétiques peut avoir des implications importantes pour la santé publique et individuelle. Elle peut permettre une identification précoce des individus à risque élevé, ce qui ouvre des opportunités pour une surveillance accrue, des mesures préventives et des interventions médicales adaptées. En outre, cela peut également aider les familles à prendre des décisions éclairées concernant la planification familiale et les tests génétiques préconceptionnels.

Cependant, il est essentiel de considérer les enjeux éthiques et sociaux associés à la prédiction des maladies génétiques. La divulgation des risques de maladies génétiques peut susciter des préoccupations concernant la stigmatisation, la discrimination en matière d'assurance et d'emploi, ainsi que des problèmes de confidentialité et de consentement éclairé. Par conséquent, il est crucial d'assurer une approche éthique et responsable dans l'utilisation de la prédiction des maladies génétiques, en garantissant le respect de la vie privée des patients et en fournissant un accompagnement adéquat pour l'interprétation des résultats.

En conclusion, la prédiction des maladies génétiques est une application prometteuse de la médecine prédictive, rendue possible grâce à l'intégration du séquençage génomique et de l'intelligence artificielle. Cette approche offre des possibilités d'identification précoce des risques de maladies héréditaires et de prise en charge personnalisée des patients. Cependant, il est impératif de prendre en compte les considérations éthiques pour garantir que cette technologie soit utilisée de manière responsable, bénéfique et équitable dans le domaine des soins de santé.

Systèmes d'aide à la décision clinique

Les systèmes d'aide à la décision clinique (SADC) sont des outils informatiques sophistiqués qui utilisent des technologies de l'intelligence artificielle et du traitement des données pour aider les professionnels de la santé dans leur prise de décision clinique. Ces systèmes visent à fournir aux médecins, aux infirmières et à d'autres professionnels de la santé des informations précieuses et des recommandations basées sur des preuves médicales solides, afin d'améliorer la qualité des soins et les résultats pour les patients.

Les SADC utilisent des algorithmes sophistiqués pour analyser de grandes quantités de données médicales provenant de diverses sources, telles que les dossiers médicaux électroniques, les résultats de laboratoire, les images médicales, les recherches cliniques et les protocoles de traitement. En intégrant ces données, les SADC peuvent fournir des évaluations et des recommandations plus rapides et plus précises que ce qui serait possible par des moyens traditionnels.

Les avantages des systèmes d'aide à la décision clinique sont nombreux :
- **Précision diagnostique :** Les SADC peuvent aider à établir un diagnostic plus précis en analysant les symptômes du patient et en le comparant à des

bases de données de cas similaires. Cela permet une meilleure identification de maladies rares ou complexes.

- **Optimisation du traitement :** En analysant les données médicales, les SADC peuvent recommander des traitements spécifiques qui sont plus susceptibles de réussir pour un patient donné, en tenant compte de ses caractéristiques individuelles et de son historique médical.

- **Réduction des erreurs médicales :** Les SADC peuvent détecter les incohérences dans les informations médicales et les recommandations, aidant ainsi à prévenir les erreurs potentiellement dangereuses.

- **Accès aux connaissances médicales à jour :** Les SADC sont régulièrement mis à jour avec les dernières découvertes médicales et les meilleures pratiques, ce qui permet aux professionnels de la santé d'accéder aux informations les plus récentes pour une prise de décision éclairée.

- **Amélioration de l'efficacité des soins :** En fournissant des informations pertinentes et en guidant les professionnels de la santé tout au long du processus décisionnel, les SADC peuvent accélérer les délais de diagnostic et de traitement, améliorant ainsi l'efficacité des soins.

- **Rationalisation des ressources :** Les SADC peuvent aider à optimiser l'utilisation des ressources médicales en identifiant les traitements les plus appropriés et en évitant les traitements inutiles ou inefficaces.

Cependant, il est essentiel de noter que les systèmes d'aide à la décision clinique ne doivent pas être utilisés comme des substituts aux professionnels de la santé. Ils doivent plutôt être considérés comme des outils complémentaires qui fournissent des informations supplémentaires pour aider les cliniciens dans leur processus de décision.

L'intégration réussie des SADC dans la pratique clinique nécessite une formation adéquate des professionnels de la santé pour qu'ils comprennent le fonctionnement des systèmes et sachent interpréter les résultats. De plus, des considérations éthiques doivent être prises en compte, notamment en ce qui concerne la confidentialité des données des patients et la responsabilité en cas d'erreurs de l'IA.

En conclusion, les systèmes d'aide à la décision clinique représentent une avancée majeure dans le domaine des soins de santé, en fournissant des informations précieuses pour améliorer la prise de décision clinique, optimiser les traitements et réduire les erreurs médicales. Avec une utilisation responsable et éthique, ces systèmes peuvent contribuer à améliorer la qualité des soins et les résultats pour les patients.

Anticiper les épidémies et les flambées

Anticiper les épidémies et les flambées est un autre domaine d'application prometteur de l'intelligence artificielle (IA) dans le domaine de la santé. Grâce à l'utilisation de l'IA et de l'analyse des données massives, il est possible de surveiller, de détecter et de prédire les épidémies de maladies infectieuses de manière plus rapide et plus précise que jamais auparavant.

Traditionnellement, la surveillance des épidémies reposait sur des systèmes de santé publique qui collectaient des données provenant de cliniques, de laboratoires et d'hôpitaux, mais ces méthodes pouvaient être lentes et ne couvraient pas toujours de vastes régions géographiques. L'IA, en revanche, permet de collecter, d'analyser et de corréler rapidement de grandes quantités de données en temps réel à partir de multiples sources, telles que les données géographiques, les médias sociaux, les recherches en ligne, les données de mobilité et les dossiers médicaux électroniques.

Voici quelques-unes des façons dont l'IA aide à anticiper les épidémies et les flambées :

- **Détection précoce :** Les algorithmes d'apprentissage automatique peuvent analyser les données en temps réel pour détecter les signes précoces d'une flambée épidémique, tels que l'augmentation des cas de maladies spécifiques ou des symptômes inhabituels signalés par les patients.

- **Prévision des tendances :** L'IA peut analyser les données historiques des épidémies passées pour identifier des tendances et des schémas de propagation, permettant ainsi de prédire les zones géographiques susceptibles d'être touchées par une épidémie future.

- **Surveillance géographique :** L'IA peut surveiller en temps réel les déplacements des populations à travers les données de localisation et de mobilité, aidant à suivre la propagation de maladies et à prévoir leur diffusion dans d'autres régions.

- **Analyse des médias sociaux :** Les publications sur les réseaux sociaux peuvent fournir des informations sur les symptômes, les épidémies locales et les comportements à risque. L'IA peut analyser ces données pour détecter les signaux d'alarme précoces.

- **Modélisation de la propagation :** L'IA peut être utilisée pour construire des modèles de propagation des maladies, en tenant compte de facteurs tels que les taux de transmission, les caractéristiques du virus et les facteurs environnementaux.

L'utilisation de l'IA pour anticiper les épidémies et les flambées permet aux autorités sanitaires de prendre des mesures préventives plus rapidement, telles que l'isolement des personnes infectées, le suivi des contacts, la distribution de vaccins et l'alerte précoce des populations à risque. Ces interventions rapides peuvent contribuer à réduire la propagation des maladies et à atténuer l'impact des épidémies sur la santé publique.

Cependant, il est important de reconnaître que l'IA n'est pas infaillible et qu'il existe des défis à relever dans l'utilisation de ces technologies. Par exemple, il peut y avoir des biais dans les données d'entraînement des algorithmes, qui peuvent entraîner des prédictions inexactes ou des fausses alertes. De plus, la confidentialité des données des patients et la protection de la vie privée doivent être prises en compte lors de la collecte et de l'utilisation des données de santé.

En conclusion, l'IA joue un rôle essentiel dans l'anticipation des épidémies et des flambées en permettant une surveillance en temps réel et une analyse rapide des données de santé. Grâce à l'IA, les autorités sanitaires peuvent prendre des mesures préventives plus efficaces pour contenir la propagation des maladies infectieuses et protéger la santé publique. Cependant, il est important de gérer de manière responsable les défis liés à l'utilisation de l'IA dans la surveillance épidémiologique, en veillant à ce que les avantages pour la santé publique soient équilibrés avec les préoccupations éthiques et de confidentialité des données.

Le défi de l'éthique et de la confidentialité

Le développement et l'utilisation de l'intelligence artificielle (IA) dans le domaine de la santé soulèvent des questions éthiques et des défis liés à la confidentialité des données. Alors que l'IA offre de nombreuses opportunités pour améliorer les soins de santé, il est essentiel de prendre en compte les implications éthiques pour garantir une utilisation responsable et respectueuse des données médicales sensibles.

Voici quelques-uns des principaux défis éthiques et de confidentialité associés à l'utilisation de l'IA dans les soins de santé :

- **Confidentialité des données :** L'une des préoccupations les plus importantes liées à l'utilisation de l'IA dans la santé est la confidentialité des données des patients. Les systèmes d'IA nécessitent souvent des données médicales sensibles, telles que les dossiers médicaux, les images médicales et les résultats de tests génétiques. Il est crucial de garantir que ces données sont stockées, transférées et traitées de manière sécurisée pour éviter tout accès non autorisé ou toute violation de la vie privée.

- **Consentement éclairé :** L'utilisation des données médicales pour l'IA soulève des questions sur le consentement éclairé des patients. Les patients doivent être informés de manière claire et compréhensible de la manière dont leurs données seront utilisées pour l'IA, et ils devraient avoir la possibilité de donner leur consentement éclairé pour participer à ces initiatives.

- **Biais algorithmiques :** Les algorithmes d'IA peuvent être sujets à des biais, car ils sont basés sur des données historiques qui peuvent refléter des inégalités ou des préjugés existants dans les soins de santé. Cela peut conduire à des décisions inéquitables ou à des recommandations de traitement différenciées pour certains groupes de patients. Il est essentiel de veiller à ce que les algorithmes soient conçus de manière à éviter tout biais potentiel et à être équitables pour tous les patients.

- **Transparence et explicabilité :** Les systèmes d'IA complexes peuvent être difficiles à comprendre et à expliquer, ce qui peut poser des problèmes pour les professionnels de la santé et les patients. Pour gagner la confiance des utilisateurs, il est crucial que les systèmes d'IA soient transparents et que les décisions qu'ils prennent soient expliquées de manière claire et compréhensible.

- **Responsabilité et responsabilisation :** L'IA ne peut pas être tenue responsable de ses décisions ; la responsabilité incombe toujours aux concepteurs et aux utilisateurs des systèmes. Il est donc essentiel de mettre en place des mécanismes de responsabilisation pour garantir que l'IA est utilisée de manière éthique et conforme aux meilleures pratiques médicales.

- **Incertitude et risques :** L'IA peut aider à la prise de décision médicale, mais elle ne peut pas remplacer l'expertise et le jugement clinique des professionnels de la santé. Les erreurs ou les mauvaises interprétations des résultats de l'IA peuvent entraîner des conséquences graves pour les patients. Il est donc important de reconnaître les limites de l'IA et de mettre en place des mécanismes pour atténuer les risques potentiels.

En conclusion, l'IA offre de grandes opportunités pour améliorer les soins de santé, mais elle pose également des défis éthiques et de confidentialité importants. Il est essentiel de garantir que les données médicales sont utilisées de manière responsable, éthique et sécurisée, et que les décisions prises par l'IA sont transparentes et explicables. En prenant en compte ces questions éthiques et en garantissant une utilisation responsable de l'IA, nous pouvons tirer pleinement parti de cette technologie pour améliorer les soins de santé tout en protégeant la confidentialité et la dignité des patients.

Limites et considérations de l'IA prédictive

L'IA prédictive offre de nombreuses possibilités passionnantes pour améliorer les soins de santé, mais elle présente également des limites et des considérations importantes qui doivent être prises en compte lors de son utilisation dans le domaine médical. Voici quelques-unes des principales limites et considérations de l'IA prédictive :

- **Qualité des données :** L'efficacité de l'IA prédictive dépend en grande partie de la qualité des données utilisées pour l'entraînement des algorithmes. Si les données sont incomplètes, inexactes ou biaisées, les prédictions de l'IA peuvent être compromises. Il est donc essentiel de veiller à ce que les données médicales utilisées soient fiables, complètes et représentatives de la population concernée.

- **Limites des prédictions :** Bien que l'IA prédictive puisse fournir des estimations probables des risques de maladies ou de résultats médicaux, elle ne peut pas prédire l'avenir avec certitude. Les prédictions de l'IA sont basées sur des probabilités et des tendances historiques, ce qui signifie qu'il existe toujours une marge d'incertitude. Les cliniciens doivent donc prendre ces prédictions comme des outils supplémentaires pour aider à la prise de décision, plutôt que comme des résultats définitifs.

- **Problème du surdiagnostic et surtraitement :** L'utilisation de l'IA prédictive pour détecter les risques de maladies peut entraîner un problème de surdiagnostic, c'est-à-dire le diagnostic de maladies qui ne se seraient peut-être jamais manifestées cliniquement. Cela peut conduire à des traitements inutiles ou inappropriés, mettant ainsi en péril la santé des patients. Il est essentiel de trouver un équilibre entre la détection précoce des maladies et le risque de surtraitement.

- **Biais algorithmique :** Les algorithmes d'IA prédictive peuvent être biaisés en fonction des données sur lesquelles ils sont formés. Si les données utilisées pour l'entraînement de l'IA sont biaisées, cela peut entraîner des prédictions injustes ou discriminatoires pour certains groupes de patients. Il est donc essentiel de surveiller et de corriger les biais potentiels dans les algorithmes pour assurer l'équité des prédictions.

- **Coût et accessibilité :** La mise en place de systèmes d'IA prédictive peut être coûteuse, ce qui peut limiter son accès aux établissements de santé moins financièrement bien dotés. Pour que l'IA prédictive soit largement adoptée, il est nécessaire de réduire les coûts et de la rendre accessible aux établissements de santé de toutes tailles.

- **Protection de la vie privée et sécurité des données :** L'utilisation de l'IA prédictive implique la collecte et le traitement de grandes quantités de données médicales sensibles. Il est essentiel de garantir que ces données sont protégées et sécurisées contre tout accès non autorisé ou violation de la vie privée des patients.

En conclusion, bien que l'IA prédictive offre de nombreuses opportunités pour améliorer les soins de santé, elle présente également des limites et des considérations importantes. Il est essentiel de prendre en compte ces facteurs lors de l'utilisation de l'IA prédictive dans la pratique clinique, en veillant à ce que les données utilisées soient de haute qualité, que les prédictions soient interprétées avec prudence et que des mesures soient prises pour garantir l'équité, la confidentialité et la sécurité des données des patients. Avec une approche responsable et éthique, l'IA prédictive peut être un outil puissant pour améliorer les soins de santé et les résultats pour les patients.

L'avenir de la médecine prédictive

L'avenir de la médecine prédictive est extrêmement prometteur, et l'intelligence artificielle (IA) jouera un rôle de plus en plus essentiel dans cette évolution. Alors que la technologie continue de progresser, nous pouvons nous attendre à ce que la médecine prédictive devienne une partie intégrante des soins de santé, offrant des avantages significatifs tant pour les patients que pour les professionnels de la santé.
Voici quelques-unes des perspectives futures de la médecine prédictive :

- **Prévention et médecine personnalisée :** L'IA prédictive permettra d'identifier de manière plus précise les individus à risque de développer certaines maladies, ce qui ouvrira des opportunités pour une prévention ciblée et personnalisée. Les patients pourront bénéficier de recommandations de mode de vie et de traitements spécifiques en fonction de leur profil génétique et de leur risque individuel.

- **Détection précoce des maladies :** Grâce à l'IA, il sera possible de détecter les signes précoces de maladies avant même l'apparition des symptômes cliniques. Cela permettra une intervention rapide et précoce, améliorant ainsi les chances de guérison et réduisant les complications à long terme.

- **Personnalisation des traitements :** L'IA permettra de prédire la réponse individuelle d'un patient à un traitement donné, en tenant compte de ses caractéristiques génétiques et physiologiques. Cela conduira à une médecine plus personnalisée, avec des traitements adaptés aux besoins spécifiques de chaque patient.

- **Amélioration des résultats pour les patients chroniques :** Les patients atteints de maladies chroniques bénéficieront également de l'IA prédictive, qui permettra de suivre en temps réel l'évolution de leur état de santé et d'ajuster les traitements en fonction des fluctuations de leur condition.

- **Surveillance de la santé publique :** L'IA prédictive jouera un rôle crucial dans la surveillance des épidémies et des maladies infectieuses. Elle permettra de prédire les flambées épidémiques, d'identifier les foyers de maladies et de prendre des mesures préventives pour contenir la propagation.

- **Intégration de l'IA dans les soins de santé :** L'IA prédictive sera intégrée aux systèmes de santé pour soutenir les professionnels de la santé dans leur prise de décision clinique. Elle fournira des recommandations et des informations en temps réel pour aider les médecins à prendre des décisions éclairées.

- **Développement de nouvelles thérapies :** L'IA prédictive facilitera également la recherche de nouvelles thérapies et de médicaments en identifiant les cibles moléculaires potentielles et en prédisant l'efficacité des nouveaux traitements.

- **Collaboration entre humains et IA :** L'avenir de la médecine prédictive ne consistera pas à remplacer les professionnels de la santé par des machines, mais plutôt à permettre une collaboration efficace entre les deux. Les médecins et les infirmières utiliseront l'IA comme un outil puissant pour améliorer leurs capacités de diagnostic et de traitement.

Cependant, pour que l'avenir de la médecine prédictive soit pleinement réalisé, des défis devront être relevés. La confidentialité des données, les préoccupations éthiques et les questions de responsabilité devront être abordées de manière responsable. De plus, une formation adéquate des professionnels de la santé sera essentielle pour garantir une utilisation efficace et éthique de l'IA prédictive.

En conclusion, l'IA prédictive promet de révolutionner la médecine en permettant une prévention ciblée, une détection précoce des maladies et une personnalisation des traitements. En tant qu'outil puissant pour les professionnels de la santé, l'IA prédictive ouvre de nouvelles perspectives passionnantes pour améliorer les soins de santé et les résultats des patients. Avec une approche responsable et éthique, l'avenir de la médecine prédictive peut transformer la façon dont nous abordons la santé et la maladie, en plaçant le patient au centre des soins de santé.

Prévention et promotion de la santé

- L'intelligence artificielle (IA) joue un rôle de plus en plus important dans la prévention et la promotion de la santé. En utilisant des algorithmes sophistiqués et l'analyse de données massives, l'IA peut aider à identifier les facteurs de risque, à anticiper les problèmes de santé potentiels et à proposer des interventions préventives ciblées. Voici comment l'IA contribue à la prévention et la promotion de la santé :

- **Identification des facteurs de risque :** L'IA peut analyser de grandes quantités de données de santé provenant de sources variées, telles que les dossiers médicaux électroniques, les résultats de tests, les habitudes de vie et les données génétiques. En utilisant ces informations, l'IA peut identifier les facteurs de risque individuels et populationnels qui contribuent au développement de maladies chroniques telles que le diabète, les maladies cardiovasculaires et le cancer.

- **Prévision des problèmes de santé :** Grâce à l'apprentissage automatique et à l'analyse prédictive, l'IA peut prédire les problèmes de santé futurs d'un individu en se basant sur son historique médical et son profil génétique. Cela permet une détection précoce des maladies, ce qui facilite une intervention précoce et l'adoption de mesures préventives appropriées.

- **Promotion du bien-être :** L'IA peut également être utilisée pour encourager les comportements sains et promouvoir le bien-être général. Les applications de santé dotées d'IA peuvent envoyer des rappels personnalisés aux patients pour les aider à maintenir une alimentation équilibrée, à faire de l'exercice régulièrement et à prendre leurs médicaments à temps.

- **Personnalisation des interventions :** Une des forces de l'IA réside dans sa capacité à personnaliser les interventions en fonction des caractéristiques individuelles de chaque patient. L'IA peut analyser les données de santé pour proposer des programmes de prévention adaptés aux besoins spécifiques de chaque personne, optimisant ainsi l'efficacité des interventions.

- **Surveillance de la santé publique :** L'IA peut jouer un rôle clé dans la surveillance de la santé publique en analysant les données épidémiologiques en temps réel. Cela permet de détecter rapidement les épidémies de maladies infectieuses et de mettre en place des mesures de prévention pour contenir leur propagation.

- **Prédiction des complications :** Pour les patients atteints de maladies chroniques, l'IA peut prédire les complications potentielles en fonction de l'évolution de leur état de santé. Cela permet aux professionnels de la santé d'intervenir rapidement pour éviter des complications graves et coûteuses.

- **Réduction des coûts de santé :** En anticipant les problèmes de santé potentiels et en encourageant la prévention, l'IA peut aider à réduire les coûts de santé à long terme. La prévention des maladies chroniques et la détection précoce des problèmes de santé peuvent réduire le besoin de soins intensifs et de traitements coûteux.

Cependant, il est important de reconnaître que l'IA en santé n'est pas dénuée de défis. La confidentialité des données et la sécurité des informations médicales sont des préoccupations majeures, et il est essentiel de garantir que les données des patients sont traitées de manière éthique et sécurisée. De plus, l'IA ne doit pas remplacer la relation entre le patient et le professionnel de la santé, mais plutôt la compléter en fournissant des informations supplémentaires pour soutenir la prise de décision.

En conclusion, l'IA offre de nombreuses possibilités pour améliorer la prévention et la promotion de la santé. Grâce à son potentiel d'analyse des données et de personnalisation des interventions, l'IA peut jouer un rôle essentiel dans la détection précoce des maladies, la prédiction des risques de santé et la promotion de modes de vie sains. Toutefois, il est essentiel de prendre en compte les questions éthiques et de confidentialité pour garantir une utilisation responsable et respectueuse de l'IA en santé. Avec une approche éthique et éclairée, l'IA peut être un atout puissant pour améliorer la santé et le bien-être de la population.

La révolution des robots infirmiers : Comment les robots intelligents transforment les soins

Introduction aux robots infirmiers intelligents

Les robots infirmiers intelligents, également connus sous le nom de robots de soins ou de robots d'assistance médicale, représentent une avancée majeure dans le domaine des soins de santé. Ces machines dotées d'intelligence artificielle sont conçues pour interagir avec les patients, fournir une assistance aux professionnels de la santé et exécuter certaines tâches médicales. Leur développement a été motivé par la nécessité de relever les défis du vieillissement de la population, de la pénurie de personnel soignant et de la demande croissante de soins de santé de qualité.

Les robots infirmiers intelligents sont conçus pour accomplir différentes tâches selon leurs capacités et leur conception. Voici quelques-unes de leurs caractéristiques et de leurs fonctions clés :

- **Assistance aux soins personnels :** Certains robots infirmiers sont conçus pour aider les patients dans leurs activités quotidiennes, telles que se lever, se déplacer, se laver ou s'habiller. Ils peuvent être équipés de bras articulés, de caméras et de capteurs pour interagir de manière sûre et adaptée avec les patients.

- **Distribution de médicaments :** Les robots infirmiers peuvent être programmés pour distribuer des médicaments aux patients à des heures précises, en veillant à ce que les dosages soient corrects et en minimisant les erreurs de distribution.

- **Surveillance des signes vitaux :** Certains robots peuvent être équipés de capteurs pour surveiller les signes vitaux des patients, tels que la tension artérielle, la fréquence cardiaque et la température, et alerter le personnel soignant en cas de variations inquiétantes.

- **Interactions sociales :** Certains robots infirmiers sont conçus pour interagir avec les patients sur le plan social, en leur tenant compagnie, en engageant des conversations ou en leur fournissant des informations utiles sur leur santé.

- **Rééducation et thérapie :** Certains robots peuvent être utilisés pour aider les patients à récupérer après une blessure ou une chirurgie en les guidant dans des exercices de rééducation ou de thérapie.
- **Livraison de fournitures médicales :** Les robots infirmiers peuvent également être utilisés pour transporter des fournitures médicales d'une zone à une autre dans un établissement de santé, réduisant ainsi la charge de travail des professionnels de la santé.

- **Formation du personnel :** Certains robots sont utilisés pour simuler des scénarios médicaux et former les professionnels de la santé à réagir efficacement dans des situations d'urgence ou complexes.

Cependant, malgré leurs avantages, les robots infirmiers intelligents soulèvent également des questions éthiques et pratiques importantes. La confiance des patients et des professionnels de la santé à l'égard de ces machines doit être établie, et il est essentiel de garantir la sécurité et la confidentialité des données médicales collectées par ces robots. De plus, il est important de souligner que les robots infirmiers ne peuvent pas remplacer complètement les soignants humains, mais plutôt les compléter dans certaines tâches et fournir un soutien supplémentaire.

En conclusion, les robots infirmiers intelligents représentent une innovation passionnante dans le domaine des soins de santé. Grâce à leur intelligence artificielle et à leur polyvalence, ils offrent de nombreuses possibilités pour améliorer les soins aux patients, soulager la charge de travail des professionnels de la santé et optimiser l'efficacité des établissements de santé. Cependant, leur déploiement doit être fait de manière responsable, en tenant compte des considérations éthiques et en veillant à ce qu'ils soient utilisés de manière complémentaire et en harmonie avec les soignants humains.

Les tâches automatisées des robots infirmiers

Les robots infirmiers intelligents sont conçus pour automatiser certaines tâches dans le domaine des soins de santé, ce qui peut apporter de nombreux avantages aux patients et au personnel médical. Voici un aperçu des tâches que ces robots peuvent accomplir de manière automatisée :

- **Assistance aux activités quotidiennes :** Les robots infirmiers peuvent aider les patients dans leurs activités quotidiennes, telles que se lever du lit, s'asseoir, se déplacer, se laver, se brosser les dents et s'habiller. Ils sont équipés de bras articulés, de caméras et de capteurs pour effectuer ces tâches en toute sécurité et avec délicatesse.

- **Distribution de médicaments :** La distribution de médicaments peut être une tâche fastidieuse et chronophage pour le personnel soignant. Les robots infirmiers peuvent être programmés pour distribuer des médicaments aux patients à des heures précises, en veillant à ce que les dosages soient corrects et en réduisant le risque d'erreurs de médication.

- **Surveillance des signes vitaux :** Certains robots infirmiers sont équipés de capteurs pour surveiller les signes vitaux des patients, tels que la tension artérielle, la fréquence cardiaque, la saturation en oxygène et la température. Ils peuvent fournir des données en temps réel au personnel soignant et alerter en cas de valeurs anormales.

- **Collecte et analyse de données médicales :** Les robots infirmiers peuvent collecter et analyser des données médicales à partir de différents capteurs et appareils médicaux. Ils peuvent rassembler des informations sur l'état de santé du patient et les transmettre aux professionnels de la santé pour une prise de décision éclairée.

- **Communication avec les patients :** Certains robots infirmiers sont équipés de fonctions de reconnaissance vocale et de synthèse vocale, leur permettant d'interagir avec les patients de manière conviviale et compatissante. Ils peuvent répondre aux questions, donner des informations sur les traitements et même simplement tenir compagnie aux patients.

- **Formation et assistance aux professionnels de la santé :** Les robots infirmiers peuvent être utilisés pour simuler des scénarios médicaux et fournir une formation pratique aux étudiants en médecine et aux professionnels de la santé. Ils peuvent également fournir une assistance en salle d'opération ou lors de procédures médicales.

- **Transport de fournitures médicales :** Certains robots infirmiers sont conçus pour transporter des fournitures médicales d'un endroit à un autre dans un établissement de santé. Cela permet d'optimiser la logistique des soins et de libérer le personnel soignant pour des tâches plus complexes.

Il est important de souligner que les robots infirmiers intelligents ne remplacent pas les soignants humains, mais qu'ils les assistent dans l'exécution de certaines tâches, ce qui leur permet de se concentrer sur des aspects plus complexes et relationnels des soins aux patients. L'automatisation de ces tâches répétitives et chronophages permet de gagner du temps, de réduire les erreurs et d'optimiser l'efficacité globale des soins de santé.

Cependant, il est essentiel de veiller à ce que les robots infirmiers soient utilisés de manière responsable et éthique. La sécurité des patients, la confidentialité des données médicales et la communication transparente avec les patients sont des éléments clés pour garantir une utilisation réussie et bénéfique de cette technologie dans le domaine des soins de santé.

Assistance aux professionnels de la santé

L'assistance aux professionnels de la santé est l'un des principaux rôles des robots infirmiers intelligents. Ces machines sont conçues pour travailler en collaboration avec le personnel médical, en les soutenant dans leurs tâches quotidiennes et en améliorant l'efficacité globale des soins de santé. Voici comment les robots infirmiers peuvent assister les professionnels de la santé :

- **Prise en charge des tâches répétitives :** Les robots infirmiers peuvent effectuer des tâches répétitives et chronophages, telles que la distribution de médicaments, la collecte de données vitales et le transport de fournitures médicales. Cela permet aux professionnels de la santé de se concentrer sur des tâches plus complexes et relationnelles.

- **Surveillance et suivi des patients :** Certains robots infirmiers sont équipés de capteurs pour surveiller en continu les signes vitaux des patients, leur mouvement et leurs activités. Ces données sont ensuite transmises aux professionnels de la santé, leur permettant de suivre l'état de santé des patients à distance et de détecter rapidement toute anomalie.

- **Assistance en salle d'opération :** Certains robots infirmiers peuvent être utilisés en salle d'opération pour aider les chirurgiens en leur fournissant des instruments et des fournitures, en aspirant les fluides, en maintenant la stérilité de l'environnement et en effectuant d'autres tâches assistées par robot.

- **Formation et simulation :** Les robots infirmiers peuvent être utilisés pour simuler des scénarios médicaux, ce qui permet aux étudiants en médecine et aux professionnels de la santé de s'entraîner à des procédures et des interventions complexes dans un environnement sans risque.

- **Soutien émotionnel aux patients :** Certains robots infirmiers sont conçus pour interagir avec les patients de manière conviviale et empathique. Ils peuvent fournir une présence réconfortante aux patients et les distraire lors de procédures douloureuses ou anxieuses.

- **Optimisation de la logistique des soins :** Les robots infirmiers peuvent transporter des fournitures médicales d'un endroit à un autre dans un établissement de santé, ce qui permet d'optimiser la logistique des soins et de réduire les délais d'attente.

- **Réduction des risques d'infection :** Les robots infirmiers peuvent être utilisés pour effectuer certaines tâches qui pourraient autrement être effectuées par des professionnels de la santé, réduisant ainsi les risques d'infection nosocomiale et améliorant la sécurité des patients.

En général, l'assistance des robots infirmiers permet de libérer le personnel médical des tâches répétitives et chronophages, ce qui leur permet de consacrer plus de temps et d'attention aux patients, aux traitements et aux aspects relationnels des soins de santé. Cela peut améliorer la satisfaction des patients, réduire les erreurs médicales et améliorer l'efficacité globale des soins de santé.

Cependant, il est important de souligner que l'utilisation des robots infirmiers ne remplace pas le rôle des professionnels de la santé. Ils viennent en complément du travail des soignants humains et ne peuvent pas remplacer la compassion, l'empathie et la prise de décision humaine qui sont essentielles dans la prestation de soins de santé de qualité. Une collaboration harmonieuse entre les robots infirmiers et les professionnels de la santé est essentielle pour assurer une utilisation réussie et bénéfique de cette technologie dans le domaine des soins de santé.

Amélioration de l'efficacité et de la précision

L'introduction des robots infirmiers intelligents dans les établissements de santé a considérablement amélioré l'efficacité et la précision des soins de santé. Voici comment ces machines contribuent à ces améliorations :

- **Exécution de tâches répétitives et chronophages** : Les robots infirmiers sont conçus pour effectuer des tâches répétitives de manière constante et sans fatigue, ce qui permet de libérer du temps pour le personnel médical afin qu'il puisse se concentrer sur des tâches plus complexes et à plus forte valeur ajoutée.

- **Distribution de médicaments sans erreur** : L'administration incorrecte de médicaments peut avoir des conséquences graves pour les patients. Les robots infirmiers sont programmés pour distribuer les médicaments aux patients de manière précise, en respectant les doses et les horaires prescrits, ce qui réduit considérablement le risque d'erreurs médicales liées aux médicaments.

- **Surveillance continue des patients** : Certains robots infirmiers sont équipés de capteurs qui leur permettent de surveiller en continu les signes vitaux des patients. Ils peuvent détecter rapidement tout changement anormal dans l'état de santé d'un patient, ce qui permet une intervention précoce et peut sauver des vies.
- **Accès rapide à l'information médicale** : Les robots infirmiers peuvent accéder instantanément aux dossiers médicaux électroniques des patients, aux résultats de tests et aux informations sur les médicaments, ce qui leur permet de fournir des

informations précises aux patients et de prendre des décisions éclairées en temps réel.

- **Précision dans les procédures médicales :** Certains robots infirmiers sont utilisés pour assister les chirurgiens lors de procédures médicales. Grâce à leur stabilité et à leur précision, ces robots peuvent améliorer la précision des gestes chirurgicaux et réduire les risques d'erreur.

- **Formation des professionnels de la santé :** Les robots infirmiers peuvent être utilisés comme simulateurs pour former les étudiants en médecine et les professionnels de la santé à des procédures et des situations complexes, permettant ainsi de perfectionner leurs compétences sans risque pour les patients.

- **Optimisation de la logistique des soins :** Les robots infirmiers peuvent transporter des fournitures médicales, des échantillons de laboratoire et d'autres équipements d'un endroit à un autre de manière rapide et efficace, ce qui permet de gagner du temps et d'optimiser la logistique des soins.

En résumé, l'utilisation de robots infirmiers intelligents dans les soins de santé a entraîné une amélioration significative de l'efficacité et de la précision des soins. Ces machines automatisent des tâches répétitives, réduisent les erreurs médicales, surveillent en continu les patients et permettent un accès rapide à l'information médicale. Cela se traduit par une meilleure qualité des soins, des résultats plus positifs pour les patients et une utilisation plus efficace des ressources médicales.

Cependant, malgré ces avantages, il est essentiel de maintenir une surveillance étroite de l'utilisation de l'IA en santé pour garantir une utilisation responsable et éthique de ces technologies. La confiance des patients et du personnel médical est cruciale, et il est important de reconnaître que les robots infirmiers ne remplacent pas l'interaction humaine et l'expertise des professionnels de la santé, mais qu'ils viennent en complément pour améliorer l'efficacité des soins de santé.

Sécurité des patients et réduction des erreurs

La sécurité des patients est une préoccupation majeure dans les soins de santé, et l'introduction de robots infirmiers intelligents a le potentiel de réduire considérablement les erreurs médicales et d'améliorer la sécurité globale des patients. Voici comment ces robots contribuent à garantir la sécurité des patients :

- **Distribution précise des médicaments :** Les erreurs de médication sont l'une des principales causes d'effets indésirables chez les patients. Les robots infirmiers sont programmés pour distribuer les médicaments avec une grande précision, en suivant les doses prescrites et les horaires spécifiques, ce qui réduit considérablement le risque d'erreurs liées aux médicaments.

- **Surveillance continue des signes vitaux :** Certains robots infirmiers sont équipés de capteurs qui leur permettent de surveiller en permanence les signes vitaux des patients, tels que la tension artérielle, la fréquence cardiaque et la saturation en oxygène. En détectant rapidement les variations anormales, ces robots peuvent alerter le personnel médical et permettre une intervention précoce en cas de problème de santé.

- **Prévention des infections nosocomiales :** Les robots infirmiers peuvent être utilisés pour effectuer certaines tâches qui pourraient autrement être effectuées par des professionnels de la santé, ce qui réduit le risque de propagation d'infections nosocomiales. Ces robots peuvent maintenir un environnement stérile et éviter la contamination croisée.

- **Précision dans les procédures médicales :** Certains robots infirmiers sont utilisés pour assister les chirurgiens lors de procédures médicales. Grâce à leur stabilité et à leur précision, ils peuvent réduire les erreurs humaines et améliorer la précision des gestes chirurgicaux.

- **Accès rapide aux informations médicales :** Les robots infirmiers peuvent accéder instantanément aux dossiers médicaux électroniques des patients et aux informations sur les traitements prescrits, ce qui garantit que le personnel médical dispose de toutes les informations nécessaires pour prendre des décisions éclairées et éviter les erreurs.

- **Formation sécurisée des professionnels de la santé :** Les robots infirmiers peuvent être utilisés comme simulateurs pour former les étudiants en médecine et les professionnels de la santé à des procédures et des situations complexes, permettant ainsi de perfectionner leurs compétences sans risque pour les patients.

- **Réduction des tâches manuelles :** En automatisant certaines tâches, les robots infirmiers réduisent la dépendance aux tâches manuelles effectuées par les professionnels de la santé, ce qui peut réduire le risque d'erreurs liées à la fatigue et à l'épuisement professionnel.

Il est essentiel de souligner que bien que les robots infirmiers intelligents puissent améliorer la sécurité des patients, ils ne remplacent pas l'expertise et le jugement clinique des professionnels de la santé. Les robots sont conçus pour assister le personnel médical dans leurs tâches, mais la responsabilité finale de la prise de décision médicale reste entre les mains des soignants humains.

En conclusion, l'utilisation de robots infirmiers intelligents dans les soins de santé a un impact positif sur la sécurité des patients en réduisant les erreurs médicales, en surveillant continuellement les signes vitaux, en prévenant les infections nosocomiales et en fournissant un accès rapide aux informations médicales. En favorisant une utilisation responsable et éthique de ces technologies, il est possible d'améliorer davantage la sécurité des patients et de garantir des soins de haute qualité et sécurisés pour tous.

Communication avec les patients

La communication avec les patients est un aspect essentiel des soins de santé, car elle permet de créer une relation de confiance, de comprendre les besoins et les préoccupations des patients, et de fournir un soutien émotionnel. Les robots infirmiers intelligents sont conçus pour interagir avec les patients d'une manière conviviale et empathique, améliorant ainsi l'expérience globale des soins de santé. Voici comment ces robots peuvent faciliter la communication avec les patients :

- **Dialogue interactif :** Certains robots infirmiers sont équipés de capacités de reconnaissance vocale et de synthèse vocale avancées, ce qui leur permet de dialoguer avec les patients de manière interactive. Ils peuvent poser des questions, répondre aux questions des patients et engager des conversations sur divers sujets de santé.

- **Réponses à des questions fréquentes :** Les robots infirmiers peuvent fournir des réponses à des questions fréquemment posées par les patients, telles que les instructions post-opératoires, les effets secondaires des médicaments, et les conseils pour mener un mode de vie sain.

- **Informations sur les traitements :** Les robots infirmiers peuvent expliquer les différents traitements et procédures médicales aux patients, en leur fournissant des informations claires et compréhensibles sur leur plan de soins.

- **Rappels de médicaments et de rendez-vous :** Les robots infirmiers peuvent envoyer des rappels aux patients pour prendre leurs médicaments à temps, pour suivre leurs rendez-vous médicaux et pour effectuer d'autres tâches importantes liées à leur traitement.

- **Soutien émotionnel :** Certains robots infirmiers sont conçus pour offrir un soutien émotionnel aux patients, en leur tenant compagnie, en écoutant leurs préoccupations et en leur apportant du réconfort dans des moments difficiles.

- **Langue et culture adaptées :** Les robots infirmiers peuvent être programmés pour communiquer dans différentes langues et pour s'adapter à diverses cultures, ce qui facilite la communication avec les patients de différentes origines.

- **Collecte des commentaires des patients :** Les robots infirmiers peuvent recueillir des commentaires des patients sur leur expérience de soins, ce qui peut aider les établissements de santé à améliorer la qualité des services offerts.

Il est important de noter que bien que les robots infirmiers puissent faciliter la communication avec les patients, ils ne remplacent pas l'interaction humaine et l'empathie des professionnels de la santé. La présence humaine reste essentielle pour établir une connexion émotionnelle avec les patients, pour détecter des signes non verbaux et pour fournir un soutien émotionnel plus approfondi dans des situations complexes.

L'intégration de robots infirmiers dans la communication avec les patients peut être bénéfique, en particulier dans les situations où les professionnels de la santé sont surchargés de travail ou en cas de pénurie de personnel. Ces robots peuvent soulager la charge de travail, libérant ainsi du temps pour les soignants humains afin qu'ils puissent se concentrer sur des aspects plus complexes et relationnels des soins de santé. Cependant, il est essentiel de veiller à ce que l'utilisation de ces technologies se fasse de manière responsable et éthique, en tenant compte de la confidentialité des données des patients et en garantissant que la communication reste respectueuse et appropriée.

Intégration des robots dans les établissements de santé

L'intégration des robots infirmiers intelligents dans les établissements de santé est un processus complexe qui nécessite une planification minutieuse et une collaboration étroite entre les professionnels de la santé, les responsables administratifs et les concepteurs de robots. Voici les différentes étapes et considérations clés pour une intégration réussie :

- **Évaluation des besoins :** Avant d'introduire des robots infirmiers dans un établissement de santé, il est essentiel de comprendre les besoins spécifiques de l'établissement. Il s'agit de déterminer quelles tâches pourraient être automatisées, quels problèmes de sécurité ou d'efficacité pourraient être résolus par l'utilisation de robots, et comment ces machines pourraient améliorer l'expérience globale des patients.

- **Formation du personnel :** L'introduction de robots infirmiers nécessite une formation adéquate du personnel médical et soignant. Le personnel doit être familiarisé avec le fonctionnement des robots, savoir comment les programmer, les surveiller et les entretenir correctement. Ils doivent également être informés sur la manière de travailler en collaboration avec les robots pour optimiser leur efficacité.

- **Sélection du bon équipement :** Il existe différents types de robots infirmiers, chacun avec des capacités et des fonctionnalités spécifiques. Il est important de choisir l'équipement qui répond le mieux aux besoins de l'établissement de santé et qui s'intègre harmonieusement avec les processus et les systèmes existants.
- **Personnalisation des robots :** Les robots infirmiers peuvent être personnalisés pour répondre aux besoins spécifiques de l'établissement de santé et de ses patients. Cela peut inclure la programmation de questions et de réponses spécifiques, l'ajout de langues supplémentaires pour communiquer avec des patients multilingues, et l'adaptation des apparences pour créer une expérience plus conviviale.

- **Test pilote :** Avant de déployer les robots à grande échelle, il est conseillé de réaliser un test pilote dans une zone limitée de l'établissement. Cela permet de recueillir des commentaires du personnel et des patients, d'identifier les éventuels problèmes et de peaufiner le processus avant une mise en œuvre complète.

- **Sécurité des patients et des données :** La sécurité des patients et la confidentialité des données médicales sont primordiales lors de l'intégration des robots dans les soins de santé. Les robots doivent être équipés de mesures de sécurité robustes pour protéger les informations sensibles des patients et éviter tout risque de cyberattaques.

- **Communication et acceptation :** Une communication transparente avec les patients, les familles et le personnel est essentielle pour expliquer les avantages de l'introduction de robots infirmiers et pour apaiser les éventuelles inquiétudes concernant l'utilisation de la technologie dans les soins de santé.

- **Surveillance continue :** Une fois les robots déployés, il est important de surveiller en permanence leur fonctionnement et leur impact sur les soins de santé. Cela permet de détecter rapidement tout problème éventuel et de mettre en œuvre des améliorations au besoin.

En résumé, l'intégration des robots infirmiers intelligents dans les établissements de santé offre de nombreuses opportunités pour améliorer l'efficacité, la précision et la sécurité des soins. Cependant, une planification minutieuse, une formation adéquate et une communication transparente sont essentielles pour une mise en œuvre réussie et bénéfique de cette technologie. Les robots infirmiers ne remplacent pas les soignants humains, mais ils peuvent être de précieux assistants pour améliorer l'expérience des patients et optimiser les processus de soins.

Acceptation par les professionnels de la santé et les patients

L'acceptation des robots infirmiers par les professionnels de la santé et les patients est un aspect essentiel pour le succès de leur intégration dans les établissements de santé. Voici quelques points clés concernant l'acceptation de cette technologie par ces deux groupes :

Acceptation par les professionnels de la santé :

- **Formation adéquate :** Les professionnels de la santé doivent être correctement formés à l'utilisation des robots infirmiers, à leurs capacités et à leurs limites. Une formation complète permet de dissiper les inquiétudes et de renforcer la confiance dans cette technologie.

- **Compréhension des avantages :** Les avantages des robots infirmiers doivent être clairement expliqués aux professionnels de la santé. Il est essentiel de souligner comment ces machines peuvent soulager les tâches répétitives, améliorer la précision des soins et permettre aux soignants de se concentrer sur des tâches plus complexes et relationnelles.

- **Participation à la décision :** Impliquer les professionnels de la santé dans la décision d'intégrer des robots infirmiers dans leur pratique favorise un sentiment de contrôle et d'engagement envers cette technologie.

- **Communication continue :** Une communication ouverte et continue entre les concepteurs de robots et les professionnels de la santé est essentielle pour résoudre rapidement tout problème ou inquiétude et pour adapter les robots en fonction des besoins réels.

- **Opportunités d'amélioration :** Encourager les professionnels de la santé à fournir des commentaires sur l'utilisation des robots et à suggérer des améliorations peut contribuer à l'acceptation et à l'adoption de cette technologie.

Acceptation par les patients :
- **Information et éducation :** Les patients doivent être informés de l'utilisation des robots infirmiers et de leurs rôles dans les soins de santé. Une éducation adéquate peut aider à dissiper les craintes et à créer une compréhension claire des avantages de ces robots.

- **Expérience utilisateur conviviale :** Les robots infirmiers doivent être conçus de manière conviviale et rassurante pour les patients. Leur apparence, leur voix et leur comportement doivent être adaptés pour faciliter une interaction positive.

- **Accès aux soins :** Si les robots infirmiers peuvent aider à améliorer l'accès aux soins et à réduire les délais d'attente, cela peut être un facteur déterminant pour les patients en faveur de cette technologie.

- **Respect de la vie privée et de la confidentialité :** Les patients doivent être assurés que les robots infirmiers respectent leur vie privée et que leurs informations médicales sont sécurisées.

- **Satisfaction des patients :** Une fois les robots infirmiers déployés, mesurer la satisfaction des patients concernant leur utilisation peut aider à évaluer leur acceptation et à identifier les domaines d'amélioration potentiels.

En somme, l'acceptation des robots infirmiers par les professionnels de la santé et les patients est un processus complexe qui nécessite une approche réfléchie. En fournissant une formation adéquate, en communiquant de manière transparente et en mettant l'accent sur les avantages pour les soins de santé, il est possible de favoriser une adoption réussie de cette technologie. Tout en reconnaissant que les robots infirmiers ne remplacent pas l'interaction humaine, ils peuvent être des outils précieux pour améliorer les soins de santé et renforcer l'efficacité, la sécurité et l'expérience globale des patients.

Le rôle complémentaire des robots infirmiers

Les robots infirmiers ont un rôle complémentaire essentiel dans les établissements de santé, où ils viennent en aide aux professionnels de la santé humains pour améliorer la qualité des soins et optimiser les processus de travail. Voici comment ces robots jouent un rôle complémentaire dans le domaine des soins de santé :

- **Automatisation des tâches répétitives :** Les robots infirmiers peuvent prendre en charge des tâches répétitives et chronophages, telles que la distribution de médicaments à heure fixe, la collecte d'échantillons biologiques et la surveillance des signes vitaux. Cela libère du temps pour les professionnels de la santé, qui peuvent ainsi se concentrer sur des tâches plus complexes nécessitant leur expertise et leur sensibilité humaine.

- **Précision et réduction des erreurs :** Les robots infirmiers sont programmés pour effectuer des tâches avec une grande précision, ce qui réduit considérablement le risque d'erreurs humaines. Ils peuvent également suivre rigoureusement les protocoles de soins et respecter les doses et les horaires prescrits, ce qui améliore la sécurité des patients.

- **Surveillance continue des patients :** Certains robots infirmiers sont équipés de capteurs qui leur permettent de surveiller en permanence les signes vitaux des patients. En détectant rapidement tout changement anormal, ces robots peuvent alerter le personnel médical pour une intervention précoce en cas de complication.

- **Accès rapide à l'information médicale :** Les robots infirmiers peuvent accéder instantanément aux dossiers médicaux électroniques des patients, aux résultats de tests et aux informations sur les traitements prescrits. Ils peuvent ainsi fournir des informations précises et à jour aux patients et au personnel médical.

- **Soutien émotionnel :** Certains robots infirmiers sont conçus pour offrir un soutien émotionnel aux patients, en leur apportant du réconfort et de la compagnie. Bien qu'ils ne puissent pas remplacer l'empathie humaine, leur présence peut aider à atténuer la solitude et l'anxiété chez certains patients.

- **Formation et apprentissage :** Les robots infirmiers peuvent être utilisés comme simulateurs pour former les étudiants en médecine et les professionnels de la santé à des procédures et des situations complexes. Ils offrent ainsi une opportunité d'apprentissage sécurisée et sans risque pour les futurs soignants.

- **Optimisation des ressources :** L'utilisation de robots infirmiers permet d'optimiser les ressources humaines et matérielles dans les établissements de santé. Ils peuvent aider à réduire la charge de travail du personnel, à améliorer l'efficacité des soins et à optimiser la logistique des soins.
-

Il est important de souligner que les robots infirmiers ne remplacent pas les professionnels de la santé humains. Au contraire, ils viennent en complément pour améliorer la qualité des soins, faciliter le travail du personnel médical et améliorer l'expérience des patients. Les soins de santé restent une discipline où l'empathie, la communication et la prise en compte de la dimension émotionnelle des patients jouent un rôle essentiel, et ces aspects ne peuvent être pleinement pris en charge que par des soignants humains. L'interaction entre les robots infirmiers et les professionnels de la santé humains offre un potentiel de synergie unique pour créer un environnement de soins plus efficace et humain.

Éthique de l'autonomie : Les dilemmes de l'IA dans la prise de décision clinique

Introduction aux systèmes d'aide à la décision basés sur l'IA

Les systèmes d'aide à la décision basés sur l'intelligence artificielle (IA) sont des outils puissants qui combinent l'expertise médicale avec les capacités analytiques avancées de l'IA pour aider les professionnels de la santé à prendre des décisions éclairées et précises. Ces systèmes sont conçus pour fournir des informations et des recommandations basées sur des données médicales et des preuves scientifiques, afin d'aider les cliniciens à poser des diagnostics, à planifier des traitements et à gérer les soins de manière plus efficace. Voici comment fonctionnent les systèmes d'aide à la décision basés sur l'IA :

- **Collecte et analyse de données :** Les systèmes d'aide à la décision collectent et analysent une grande quantité de données médicales provenant de diverses sources, telles que les dossiers médicaux électroniques, les résultats de tests, les imageries médicales et les données génétiques. L'IA utilise des algorithmes sophistiqués pour extraire des informations pertinentes et identifier des modèles cachés dans ces données.

- **Diagnostic et prédiction :** Grâce à l'analyse des données, les systèmes d'aide à la décision peuvent aider les médecins à poser des diagnostics plus précis et plus rapides. Ils peuvent également aider à prédire le risque de certaines maladies chez les patients en analysant leurs caractéristiques individuelles et leurs antécédents médicaux.

- **Recommandations de traitement :** Les systèmes d'aide à la décision peuvent recommander des traitements appropriés en fonction du diagnostic du patient et des preuves cliniques disponibles. Ces recommandations peuvent être personnalisées en fonction des caractéristiques individuelles du patient, telles que son profil génétique et ses préférences de traitement.

- **Gestion des soins de santé :** Ces systèmes peuvent également aider les cliniciens à planifier et à gérer les soins de manière plus efficace en optimisant les ressources disponibles, en suivant les protocoles de traitement et en surveillant les résultats des patients.

- **Formation continue :** Les systèmes d'aide à la décision peuvent être utilisés comme outils de formation continue pour les professionnels de la santé. En analysant des cas cliniques et en proposant des scénarios d'apprentissage, ces systèmes peuvent améliorer les compétences des cliniciens et les tenir informés des dernières avancées médicales.

- **Prévention et santé publique :** Ces systèmes peuvent jouer un rôle crucial dans la prévention des maladies en identifiant les facteurs de risque chez les individus et en proposant des interventions préventives. Ils peuvent également contribuer à la santé publique en détectant les épidémies émergentes et en recommandant des mesures d'intervention.

- **Amélioration de la prise de décision :** En fournissant des informations factuelles basées sur des preuves, les systèmes d'aide à la décision aident les cliniciens à prendre des décisions plus informées et à éviter les biais cognitifs qui peuvent influencer les jugements humains.

Il est important de noter que, bien que les systèmes d'aide à la décision basés sur l'IA offrent de nombreux avantages, ils ne doivent jamais remplacer le jugement clinique des professionnels de la santé. Ces systèmes doivent être considérés comme des outils d'aide qui soutiennent les décisions médicales, mais en fin de compte, ce sont les cliniciens qui sont responsables des soins prodigués aux patients. La confiance et la compréhension de ces systèmes par les professionnels de la santé sont essentielles pour assurer une utilisation efficace et responsable de l'IA dans les soins de santé.

Transparence et interprétabilité des algorithmes

La transparence et l'interprétabilité des algorithmes d'intelligence artificielle (IA) sont des éléments cruciaux pour gagner la confiance des professionnels de la santé et des patients dans l'utilisation de ces technologies. Lorsqu'il s'agit de prendre des décisions médicales importantes, il est essentiel de comprendre comment l'IA arrive à ses conclusions et quelles sont les bases sur lesquelles elle formule ses recommandations. Voici pourquoi la transparence et l'interprétabilité des algorithmes sont si importantes en matière de santé :

- **Confiance des cliniciens :** Les professionnels de la santé doivent pouvoir avoir confiance dans les résultats fournis par les systèmes d'IA. Lorsque les algorithmes sont transparents et faciles à interpréter, les cliniciens peuvent mieux comprendre comment les décisions sont prises et être plus enclins à accepter et à suivre les recommandations de l'IA.

- **Prise de décision éclairée :** Une IA transparente permet aux cliniciens de prendre des décisions éclairées et d'évaluer la validité des résultats. Les explications fournies par l'IA permettent de mieux comprendre les raisons sous-jacentes de ses recommandations, ce qui aide les cliniciens à prendre en compte tous les facteurs pertinents dans leur prise de décision.

- **Responsabilité et responsabilisation :** La transparence des algorithmes permet de mieux comprendre les facteurs pris en compte par l'IA et de savoir si des biais ou des erreurs peuvent influencer les résultats. Cela rend les concepteurs d'algorithmes davantage responsables de la qualité de leurs modèles et des décisions qu'ils génèrent.

- **Compréhension par les patients :** Pour les patients, comprendre les raisons pour lesquelles un traitement a été recommandé par l'IA est essentiel pour favoriser l'adhésion aux soins. L'interprétabilité des algorithmes permet d'expliquer plus clairement les raisons derrière les décisions médicales, ce qui renforce la confiance du patient dans le processus de soins.

- **Détection et correction des erreurs :** Lorsque les algorithmes sont transparents, les erreurs ou les biais peuvent être plus facilement détectés et corrigés. Cela permet d'améliorer la qualité et la sécurité des soins de santé fournis par l'IA.

- **Conformité aux réglementations :** Dans de nombreux pays, il existe des réglementations strictes concernant l'utilisation de l'IA en médecine, notamment en matière de protection des données et de confidentialité des patients. La transparence des algorithmes permet de s'assurer que les systèmes d'IA sont conformes à ces règles et normes.

Cependant, il est important de noter que certains types d'algorithmes d'IA, tels que les réseaux de neurones profonds, peuvent être intrinsèquement complexes et difficiles à interpréter. Des progrès sont réalisés pour rendre ces modèles plus compréhensibles, mais il peut être difficile de fournir une explication complète de chaque décision prise par l'IA.

L'IA transparente et interprétable est un objectif majeur de la recherche en intelligence artificielle. Les concepteurs d'algorithmes et les chercheurs travaillent pour développer des méthodes qui permettent de fournir des explications claires sur le raisonnement des systèmes d'IA, sans sacrifier leur performance. En fin de compte, l'amélioration de la transparence et de l'interprétabilité des algorithmes d'IA est essentielle pour garantir une utilisation responsable et éthique de cette technologie puissante dans le domaine des soins de santé.

Biais et équité dans les modèles d'IA

Les biais dans les modèles d'intelligence artificielle (IA) sont une préoccupation majeure dans le domaine des soins de santé. Lorsque les algorithmes sont formés sur des ensembles de données déséquilibrés ou contenant des préjugés systémiques, ils peuvent reproduire ces biais lors de la prise de décision. Cela peut entraîner des inégalités dans les soins de santé et affecter négativement certains groupes de patients. Voici quelques points clés concernant les biais et l'équité dans les modèles d'IA :

- **Biais dans les données :** Les biais dans les modèles d'IA proviennent souvent des données sur lesquelles ces modèles sont formés. Si les données historiques contiennent des disparités dans le traitement des patients ou des diagnostics erronés, l'algorithme risque de perpétuer ces inégalités. Par exemple, si les patients d'une certaine race ou d'un certain sexe ont été mal diagnostiqués ou sous-traités dans le passé, l'IA pourrait reproduire ces tendances.

- **Impact sur les groupes vulnérables :** Les biais dans les modèles d'IA peuvent avoir un impact disproportionné sur les groupes vulnérables, tels que les minorités raciales, les personnes à faible revenu ou les populations marginalisées. Cela peut entraîner un accès inégal aux soins de santé, des diagnostics erronés ou des traitements inappropriés pour ces populations.

- **Équité en santé :** L'équité en santé est un objectif important dans les soins de santé, visant à assurer un accès égal aux soins et des résultats de santé équitables pour tous les individus, indépendamment de leur origine sociale, de leur race, de leur sexe ou de leur statut économique. Les biais dans les modèles d'IA peuvent entraver cet objectif en perpétuant des inégalités existantes.

- **Détection et atténuation des biais :** Les chercheurs et les concepteurs d'algorithmes travaillent activement sur la détection et l'atténuation des biais dans les modèles d'IA. Des méthodes telles que l'équilibrage des données, la réduction des biais algorithmiques et l'utilisation de métriques d'équité sont explorées pour s'assurer que les modèles d'IA sont plus équitables et respectueux de la diversité des patients.

- **Transparence et responsabilité :** La transparence des modèles d'IA est essentielle pour comprendre les facteurs qui influencent les décisions médicales. Les concepteurs d'algorithmes doivent être responsables de la détection et de la correction des biais dans leurs modèles afin de garantir une utilisation responsable de l'IA en santé.

- **Formation éthique des professionnels de la santé :** Les professionnels de la santé doivent être sensibilisés aux problèmes de biais dans l'IA et formés à l'utilisation responsable de ces technologies. Ils jouent un rôle clé dans la supervision et la validation des décisions prises par l'IA, en s'assurant que les recommandations sont équitables et cohérentes avec les principes éthiques de la médecine.

L'équité dans les modèles d'IA est un défi complexe qui nécessite une approche multidisciplinaire et collaborative. Il est essentiel que les concepteurs d'algorithmes, les chercheurs en IA, les professionnels de la santé, les décideurs politiques et les patients collaborent pour garantir que l'IA dans les soins de santé soit utilisée de manière éthique et responsable, en mettant l'accent sur l'équité, l'accessibilité et la qualité des soins pour tous.

Responsabilité et redevabilité dans les décisions de l'IA

La responsabilité et la redevabilité sont des aspects cruciaux de l'utilisation de l'intelligence artificielle (IA) dans les soins de santé. Lorsque des décisions médicales importantes sont prises en partie ou en totalité par des systèmes d'IA, il est essentiel d'établir des mécanismes de responsabilité pour garantir la qualité, la sécurité et l'éthique des soins. Voici quelques points clés concernant la responsabilité et la redevabilité dans les décisions de l'IA en santé :

- **Responsabilité des concepteurs d'algorithmes :** Les concepteurs d'algorithmes d'IA sont responsables de la qualité des modèles qu'ils développent. Ils doivent s'assurer que les modèles sont correctement formés, validés et testés avant leur déploiement dans des environnements cliniques. Ils doivent également prendre en compte les biais potentiels et les risques liés aux décisions prises par l'IA.

- **Transparence des décisions :** Les décisions prises par les systèmes d'IA doivent être transparentes et explicables. Les concepteurs d'algorithmes doivent fournir des mécanismes pour expliquer comment l'IA arrive à ses conclusions, de manière à ce que les professionnels de la santé et les patients puissent comprendre les raisons derrière ces décisions.

- **Supervision humaine :** Même lorsque l'IA joue un rôle important dans la prise de décision, une supervision humaine reste essentielle. Les professionnels de la santé doivent toujours superviser et valider les décisions de l'IA, en utilisant leur expertise clinique pour prendre des décisions éclairées.

- **Identification des erreurs :** Des mécanismes doivent être mis en place pour détecter et corriger les erreurs éventuelles dans les décisions de l'IA. Cela peut inclure des audits réguliers, des revues par des pairs et des processus de signalement des erreurs par les professionnels de la santé.

- **Formation et éducation :** Les professionnels de la santé doivent être formés à l'utilisation de l'IA dans les soins de santé et à la compréhension de ses limites et de ses risques. Cela inclut également une sensibilisation à la façon de travailler avec des systèmes d'IA pour prendre des décisions éthiques et éclairées.

- **Responsabilité des organisations de santé :** Les organisations de santé qui utilisent des systèmes d'IA sont également responsables de leur utilisation éthique et responsable. Elles doivent mettre en place des politiques et des procédures pour garantir que l'IA est utilisée de manière appropriée et conforme aux normes et réglementations en vigueur.

- **Redevabilité envers les patients :** Les patients ont le droit de savoir comment les décisions médicales les concernant sont prises, que ce soit par des professionnels de la santé ou par des systèmes d'IA. Les organisations de santé doivent être transparentes avec les patients sur l'utilisation de l'IA dans les soins et s'assurer que les patients sont informés de leurs droits et de leurs choix en matière de traitement.

La responsabilité et la redevabilité sont essentielles pour garantir une utilisation éthique et responsable de l'IA dans les soins de santé. En mettant l'accent sur la transparence, la supervision humaine et la formation adéquate des professionnels de la santé, il est possible de tirer le meilleur parti de l'IA tout en maintenant la sécurité et la qualité des soins pour les patients.

Autonomie et décision partagée

L'intégration de l'intelligence artificielle (IA) dans les soins de santé soulève des questions importantes sur l'autonomie des patients et la prise de décision partagée entre les patients et les professionnels de la santé. L'autonomie est le droit des patients à prendre des décisions éclairées concernant leur santé, tandis que la prise de décision partagée est une approche collaborative entre le patient et le professionnel de la santé pour élaborer un plan de traitement qui tienne compte des valeurs et des préférences du patient. Voici comment l'IA peut influencer l'autonomie des patients et la prise de décision partagée :

- **Accès à l'information :** L'IA permet aux patients d'accéder à une quantité considérable d'informations sur leur santé et leurs options de traitement. Cela renforce leur capacité à prendre des décisions éclairées et à jouer un rôle actif dans leur propre prise en charge.

- **Personnalisation des soins :** L'IA peut aider à personnaliser les soins en analysant les données individuelles du patient, telles que les antécédents médicaux, les résultats de tests et les préférences personnelles. Cela permet d'élaborer des plans de traitement adaptés à chaque patient, respectant ainsi leur autonomie.

- **Explications transparentes :** Lorsque l'IA est utilisée pour prendre des décisions médicales, il est essentiel de fournir des explications claires et compréhensibles aux patients sur les raisons qui sous-tendent ces décisions. Cela aide les patients à comprendre les recommandations et à prendre des décisions éclairées en collaboration avec leur équipe de soins.

- **Limites de l'IA :** Bien que l'IA soit un outil précieux, elle a ses limites. Les patients doivent être conscients que l'IA ne remplace pas le jugement clinique des professionnels de la santé, mais qu'elle peut les aider à prendre des décisions éclairées.

- **Protection de la vie privée :** L'utilisation de l'IA pour l'analyse de données médicales peut soulever des préoccupations en matière de vie privée. Les patients doivent être assurés que leurs données sont protégées et utilisées de manière éthique, ce qui peut renforcer leur confiance dans l'utilisation de l'IA dans les soins de santé.

- **Communication et éducation :** Pour faciliter une prise de décision partagée efficace, il est essentiel que les professionnels de la santé communiquent clairement avec les patients et les éduquent sur les avantages et les limites de l'IA dans les soins de santé.

- **Considération des valeurs du patient :** Dans la prise de décision partagée, les professionnels de la santé doivent prendre en compte les valeurs, les croyances et les préférences du patient. L'IA peut fournir des informations objectives, mais la décision finale devrait toujours refléter les besoins et les choix du patient.

En fin de compte, l'intégration de l'IA dans les soins de santé peut renforcer l'autonomie des patients et favoriser une prise de décision partagée plus éclairée. Cependant, il est essentiel de garantir que l'utilisation de l'IA est éthique, transparente et respectueuse des droits et des préférences des patients. En mettant l'accent sur l'éducation, la communication et la protection de la vie privée, l'IA peut être utilisée comme un outil puissant pour améliorer la prise de décision dans les soins de santé tout en respectant l'autonomie des patients.

Consentement éclairé pour l'utilisation de l'IA

Le consentement éclairé est un principe fondamental de l'éthique médicale qui garantit que les patients comprennent pleinement les risques, les avantages et les implications de leur traitement ou de leur participation à une recherche médicale. Lorsqu'il s'agit de l'utilisation de l'intelligence artificielle (IA) dans les soins de santé, le consentement éclairé revêt une importance particulière en raison de la complexité de cette technologie. Voici quelques éléments à prendre en compte concernant le consentement éclairé pour l'utilisation de l'IA :

- **Explication de l'utilisation de l'IA :** Les patients doivent être informés que l'IA peut être utilisée dans leur prise en charge médicale, et il est important de leur expliquer en termes compréhensibles comment l'IA fonctionne, quelles informations seront utilisées et comment cela peut influencer les décisions médicales les concernant.

- **Risques et avantages :** Les patients doivent être informés des risques potentiels liés à l'utilisation de l'IA, tels que les biais dans les données ou les erreurs d'interprétation, ainsi que des avantages, tels que des diagnostics plus rapides et précis ou des recommandations de traitement personnalisées.

- **Utilisation des données :** L'utilisation de l'IA implique souvent l'analyse de grandes quantités de données médicales du patient. Le consentement éclairé doit inclure des informations sur la façon dont ces données seront utilisées, stockées et protégées pour garantir la confidentialité et la sécurité des informations personnelles du patient.

- **Droit de refus :** Les patients ont le droit de refuser l'utilisation de l'IA dans leur prise en charge médicale. Ils doivent être informés de cette possibilité et être assurés qu'un tel refus n'aura pas d'impact négatif sur la qualité de leurs soins.

- **Compréhension et questions :** Le consentement éclairé implique que les patients comprennent pleinement les informations fournies et qu'ils ont la possibilité de poser des questions pour clarifier tout point qui pourrait être ambigu.

- **Mises à jour du consentement :** L'utilisation de l'IA dans les soins de santé peut évoluer avec le temps, et les patients doivent être informés de tout changement significatif dans l'utilisation de l'IA et avoir l'opportunité de donner leur consentement éclairé à nouveau.

- **Consentement spécifique :** Dans certains cas, l'utilisation de l'IA peut être spécifique à un domaine médical ou à un type de traitement particulier. Le consentement éclairé doit être adapté en conséquence pour refléter ces spécificités.

Le consentement éclairé pour l'utilisation de l'IA est essentiel pour respecter les droits des patients à l'autodétermination et à la prise de décision éclairée concernant leur santé. Les professionnels de la santé ont la responsabilité de s'assurer que les patients comprennent pleinement les implications de l'utilisation de l'IA dans leur prise en charge médicale et de respecter leur choix concernant cette utilisation. En favorisant une communication claire et transparente avec les patients, on peut promouvoir une utilisation responsable et éthique de l'IA dans les soins de santé tout en respectant les droits et les préférences des patients.

La place de l'expertise humaine

Malgré les avancées rapides de l'intelligence artificielle (IA) dans le domaine des soins de santé, l'expertise humaine reste irremplaçable et joue un rôle essentiel dans la prestation de soins de santé de qualité. Voici quelques points clés sur la place de l'expertise humaine dans le contexte de l'utilisation de l'IA en santé :

- **Prise de décision éthique :** L'expertise humaine est nécessaire pour aborder les questions éthiques complexes qui peuvent se poser dans les soins de santé. Les professionnels de la santé peuvent prendre en compte des facteurs éthiques, sociaux et culturels dans leurs décisions, en prenant en compte les préférences du patient et en considérant les implications à long terme.

- **Empathie et compassion :** Les soins de santé sont avant tout une relation entre le patient et le soignant. L'expertise humaine permet de créer des liens empathiques et de fournir un soutien émotionnel aux patients, ce qui est essentiel pour améliorer leur bien-être psychologique et physique.

- **Contexte individuel :** Chaque patient est unique, avec des besoins et des caractéristiques individuelles. L'expertise humaine permet de prendre en compte ces spécificités et d'adapter les soins en fonction de chaque cas particulier.

- **Flexibilité et adaptabilité :** Les professionnels de la santé peuvent faire face à des situations imprévues ou complexes qui peuvent échapper aux algorithmes d'IA. Leur expertise leur permet d'apporter des solutions adaptées et flexibles dans des scénarios uniques.

- **Communication :** L'interaction avec le patient et la communication d'informations complexes sont des compétences humaines cruciales dans les soins de santé. La capacité d'expliquer des concepts médicaux de manière compréhensible et empathique est essentielle pour impliquer les patients dans leur traitement.

- **Évaluation critique des résultats de l'IA :** Alors que l'IA peut aider à fournir des informations et des recommandations, les professionnels de la santé doivent toujours être en mesure d'évaluer de manière critique ces résultats pour garantir leur exactitude et leur pertinence clinique.

- **Créativité et résolution de problèmes :** L'expertise humaine permet de faire preuve de créativité et de pensée critique pour résoudre des problèmes complexes qui peuvent dépasser les capacités de l'IA.

L'intégration de l'IA dans les soins de santé offre de nombreuses opportunités pour améliorer les diagnostics, les traitements et les résultats pour les patients. Cependant, l'expertise humaine reste essentielle pour compléter les capacités de l'IA et garantir des soins de santé de haute qualité, éthiques et centrés sur le patient. La cohabitation de l'IA avec l'expertise humaine permettra de tirer le meilleur parti des deux mondes, en créant un système de soins de santé plus complet et plus efficace qui place le bien-être du patient au cœur de ses préoccupations.

Limites et incertitudes des systèmes d'IA

Bien que l'intelligence artificielle (IA) offre de nombreuses possibilités et promesses dans le domaine des soins de santé, il existe également des limites et des incertitudes associées à son utilisation. Voici quelques-unes des principales limites et incertitudes des systèmes d'IA en santé :

- **Manque d'explicabilité :** Les modèles d'IA, en particulier les réseaux de neurones profonds, peuvent être complexes et difficiles à expliquer. Il peut être difficile pour les professionnels de la santé de comprendre comment l'IA arrive à ses conclusions, ce qui peut entraîner une perte de confiance dans son utilisation.

- **Données de qualité :** Les systèmes d'IA nécessitent des ensembles de données de haute qualité pour fonctionner de manière optimale. Si les données sont incomplètes, déséquilibrées ou contiennent des erreurs, cela peut affecter la précision et la fiabilité des résultats de l'IA.

- **Biais dans les données :** Les données utilisées pour former les modèles d'IA peuvent contenir des biais et des inégalités qui peuvent être reproduits par l'IA. Cela peut entraîner des recommandations de traitement inéquitables pour certains groupes de patients.

- **Limitations du diagnostic :** Bien que l'IA puisse être précieuse pour aider à diagnostiquer certaines affections, elle ne peut pas remplacer l'expertise humaine dans toutes les situations. Certains diagnostics peuvent être complexes et nécessiter une évaluation globale du patient par un professionnel de la santé.

- **Risque de surconfiance :** Une confiance excessive dans les systèmes d'IA peut conduire à une dépendance excessive vis-à-vis de la technologie, ce qui peut entraîner des erreurs si les résultats de l'IA ne sont pas correctement vérifiés par les professionnels de la santé.

- **Manque d'empathie :** L'IA est dépourvue d'émotions et d'empathie, ce qui peut être un facteur limitant dans les interactions avec les patients, en particulier dans des situations émotionnelles ou sensibles.

- **Cybersécurité et protection des données :** L'utilisation de l'IA dans les soins de santé implique la collecte et l'utilisation de grandes quantités de données personnelles de patients. Cela soulève des préoccupations en matière de cybersécurité et de protection des données, car les systèmes d'IA peuvent être vulnérables aux attaques et aux violations de la vie privée.

- **Coût et accessibilité :** La mise en œuvre de l'IA dans les établissements de santé peut être coûteuse, ce qui peut limiter son accès pour certains établissements ou régions avec des ressources limitées.

Malgré ces limites et incertitudes, il est important de reconnaître que l'IA a le potentiel de transformer les soins de santé de manière positive. En comprenant les limites de l'IA et en travaillant de manière responsable et éthique, nous pouvons tirer parti de ses avantages tout en minimisant les risques potentiels. Une approche équilibrée, intégrant l'expertise humaine et l'IA de manière complémentaire, peut permettre d'optimiser les résultats pour les patients et d'améliorer les soins de santé dans leur ensemble.

Normes éthiques pour les systèmes d'IA en santé

Les systèmes d'intelligence artificielle (IA) en santé doivent être soumis à des normes éthiques rigoureuses pour garantir leur utilisation responsable, équitable et sécurisée. Voici quelques normes éthiques importantes à considérer pour les systèmes d'IA en santé :

- **Transparence et explicabilité :** Les systèmes d'IA doivent être transparents dans leur fonctionnement et leurs décisions. Les concepteurs d'algorithmes doivent expliquer comment l'IA arrive à ses conclusions de manière à ce que les professionnels de la santé et les patients puissent comprendre les raisons derrière ces décisions.

- **Équité et absence de biais :** Les systèmes d'IA ne doivent pas reproduire les biais existants dans les données d'entraînement. Des mesures doivent être prises pour garantir que les recommandations de l'IA sont équitables et ne favorisent pas indûment certains groupes de patients.

- **Protection de la vie privée et des données :** Les données médicales des patients sont hautement sensibles et doivent être traitées avec le plus grand respect de la vie privée. Les systèmes d'IA doivent être conçus pour garantir la confidentialité, la sécurité et l'intégrité des données.

- **Responsabilité et redevabilité :** Les concepteurs et les utilisateurs des systèmes d'IA en santé doivent être tenus responsables de leurs actions. Il doit y avoir des mécanismes de responsabilité en place pour détecter et corriger les erreurs éventuelles et pour traiter les plaintes liées à l'utilisation de l'IA.

- **Prise de décision partagée :** Les systèmes d'IA en santé doivent être conçus pour compléter et améliorer la prise de décision partagée entre les patients et les professionnels de la santé, et non pour remplacer cette approche collaborative.

- **Utilisation éthique de l'IA :** Les systèmes d'IA en santé doivent être utilisés pour améliorer les soins et le bien-être des patients, et non pour nuire ou exploiter les individus.

- **Formation et éducation :** Les professionnels de la santé et les concepteurs d'algorithmes doivent être formés à l'utilisation éthique de l'IA en santé et à la compréhension de ses implications éthiques et sociales.

- **Evaluation indépendante :** Les systèmes d'IA en santé doivent être évalués de manière indépendante pour garantir leur conformité aux normes éthiques et leur sécurité.

- **Consentement éclairé :** Les patients doivent être informés de l'utilisation de l'IA dans leur prise en charge médicale et doivent donner leur consentement éclairé pour cette utilisation.

- **Limites et incertitudes :** Les limites et les incertitudes des systèmes d'IA en santé doivent être clairement communiquées aux professionnels de la santé et aux patients pour une prise de décision éclairée.

En suivant ces normes éthiques, on peut promouvoir une utilisation responsable et éthique de l'IA en santé, garantissant que cette technologie innovante profite réellement aux patients et contribue à améliorer les soins de santé de manière équitable et durable. Il est essentiel que les acteurs impliqués dans le développement et l'utilisation de l'IA en santé travaillent ensemble pour promouvoir une culture éthique qui place le bien-être des patients au premier plan.

Perspectives pour l'avenir : L'évolution de l'IA dans la prise de décision clinique

Les perspectives pour l'avenir de l'intelligence artificielle (IA) dans la prise de décision clinique sont prometteuses et pleines de possibilités. L'IA continuera d'évoluer et de se développer dans le domaine de la santé, apportant des améliorations significatives dans la manière dont les professionnels de la santé prennent des décisions cliniques. Voici quelques perspectives clés pour l'avenir :

- **Amélioration de la précision diagnostique :** Les systèmes d'IA continueront à s'améliorer dans la détection précoce et précise de maladies, permettant ainsi un diagnostic plus rapide et plus fiable. L'IA peut être particulièrement utile dans l'identification de maladies rares ou complexes.

- **Personnalisation des traitements :** L'IA permettra de mieux comprendre la variation interindividuelle dans la réponse aux traitements. En analysant de grandes quantités de données médicales, l'IA pourra aider à personnaliser les traitements pour chaque patient en fonction de ses caractéristiques uniques.

- **Prise de décision partagée renforcée :** L'IA peut servir de support aux professionnels de la santé et aux patients pour faciliter une prise de décision partagée plus informée. Les informations fournies par l'IA peuvent aider les patients à mieux comprendre leurs options de traitement et les risques associés, ce qui favorise leur participation active à leur propre prise en charge.

- **Gestion des maladies chroniques :** L'IA peut être utilisée pour surveiller en temps réel les patients atteints de maladies chroniques et pour fournir des recommandations de gestion personnalisées. Cela peut contribuer à améliorer le contrôle de la maladie et à éviter les complications.

- **Détection précoce des épidémies :** L'IA peut être utilisée pour surveiller les tendances épidémiologiques à l'échelle mondiale et détecter rapidement des signaux d'alerte de flambées potentielles. Cela permettra une réponse plus rapide et plus efficace aux futures épidémies.

- **Explication et interprétabilité améliorées :** Les chercheurs travaillent sur des approches pour rendre les modèles d'IA plus explicables et interprétables. Cela permettra aux professionnels de la santé de mieux comprendre les décisions prises par l'IA et de renforcer leur confiance dans son utilisation.

- **Intégration harmonieuse dans les pratiques de soins :** À mesure que l'IA progresse, elle deviendra plus intégrée aux systèmes de santé et aux flux de travail des professionnels de la santé. L'utilisation de l'IA sera plus fluide et plus intuitive, permettant aux cliniciens de bénéficier pleinement de ses avantages.

- **Formation et éducation :** L'IA exigera une formation continue pour les professionnels de la santé afin de garantir une utilisation adéquate et éthique de cette technologie. Des programmes de formation seront développés pour renforcer les compétences en matière d'utilisation de l'IA dans les soins de santé.

- **Collaboration avec l'industrie :** L'IA continuera d'être développée en partenariat avec l'industrie technologique, ce qui ouvrira de nouvelles opportunités pour des innovations et des avancées dans le domaine de la santé.

- **Évolution de la réglementation :** À mesure que l'utilisation de l'IA dans les soins de santé se généralise, les réglementations et les normes éthiques seront mises à jour pour assurer une utilisation responsable et sécurisée de la technologie.

En somme, l'IA représente une évolution majeure dans la prise de décision clinique, qui va continuer de remodeler les pratiques de soins de santé dans les années à venir. L'accent sur l'éthique, la transparence et l'amélioration des soins aux patients sera essentiel pour tirer pleinement parti du potentiel de l'IA dans les soins de santé. En collaborant de manière responsable, les professionnels de la santé et les développeurs d'IA peuvent créer un avenir intégré où l'IA et l'expertise humaine s'unissent pour offrir des soins de santé de haute qualité et centrés sur le patient.

La traque des épidémies : Comment l'IA aide à prévenir les crises sanitaires mondiales

Introduction à la surveillance épidémiologique basée sur l'IA

L'introduction de la surveillance épidémiologique basée sur l'intelligence artificielle (IA) marque une étape significative dans la gestion des crises sanitaires mondiales. La surveillance épidémiologique est le processus de collecte, d'analyse et d'interprétation continue des données de santé pour détecter et surveiller les épidémies de maladies infectieuses et les maladies à déclaration obligatoire. L'utilisation de l'IA dans ce domaine apporte de nombreux avantages, permettant une détection précoce des épidémies, une réponse rapide et une prise de décision éclairée pour prévenir la propagation des maladies.

Fonctionnement de la surveillance épidémiologique basée sur l'IA :
*   **Collecte de données en temps réel :** L'IA permet de collecter en temps réel des données de différentes sources, telles que les dossiers médicaux électroniques, les systèmes de surveillance des maladies, les médias sociaux et les capteurs de santé. Ces données sont agrégées et analysées pour détecter les tendances et les écarts qui pourraient indiquer une épidémie émergente.

*   **Détection précoce des épidémies :** Grâce à des algorithmes d'apprentissage automatique, l'IA peut identifier les anomalies dans les données de santé et détecter les modèles qui pourraient indiquer le début

d'une épidémie. Cela permet aux autorités de santé de prendre des mesures rapidement pour contenir la propagation avant qu'elle ne devienne incontrôlable.

- **Surveillance des mouvements de population :** L'IA peut suivre les mouvements de population à l'aide de données de géolocalisation et de transport. Cela aide à prévoir la propagation des maladies et à identifier les zones à haut risque.

- **Analyse de données massives :** La surveillance épidémiologique basée sur l'IA peut analyser de grandes quantités de données en un temps record, ce qui permet de détecter rapidement des schémas complexes et des tendances épidémiologiques.

- **Modélisation des épidémies :** Les algorithmes d'IA peuvent être utilisés pour modéliser la propagation des épidémies et prédire leur évolution future. Cela aide les responsables de la santé à planifier les ressources nécessaires pour faire face à la crise.

- **Aide à la prise de décision :** L'IA fournit des informations factuelles et des analyses approfondies pour aider les décideurs à prendre des décisions éclairées concernant les mesures de santé publique à prendre pour contrôler l'épidémie.

- **Systèmes d'alerte précoce :** L'IA peut être intégrée dans des systèmes d'alerte précoce qui avertissent automatiquement les autorités sanitaires en cas de signes d'épidémies imminentes, permettant une réponse rapide.

Avantages de la surveillance épidémiologique basée sur l'IA :

- **Rapidité :** L'IA peut analyser de grandes quantités de données en temps réel, ce qui permet de détecter rapidement les épidémies émergentes et de réagir rapidement.

- **Précision :** Les algorithmes d'apprentissage automatique peuvent détecter des modèles et des tendances complexes dans les données, ce qui améliore la précision de la surveillance épidémiologique.

- **Adaptabilité :** L'IA peut s'adapter rapidement à l'évolution des épidémies et fournir des informations actualisées aux responsables de la santé.

- **Planification efficace des ressources :** En modélisant la propagation des épidémies, l'IA permet une meilleure planification des ressources et une réponse plus efficace.

- **Prévention de la propagation :** En détectant les épidémies à un stade précoce, l'IA peut contribuer à prévenir leur propagation à grande échelle.

En conclusion, l'introduction de la surveillance épidémiologique basée sur l'IA représente un progrès majeur dans la gestion des crises sanitaires mondiales. Grâce à ses capacités d'analyse rapide et précise des données, l'IA joue un rôle essentiel dans la détection précoce des épidémies, la planification efficace des ressources et la prévention de la propagation des maladies. Cependant, il est important de souligner que l'IA est un outil complémentaire et qu'elle ne remplace pas l'expertise et le jugement des professionnels de la santé dans la gestion des épidémies.

Collecte et analyse de données en temps réel

La collecte et l'analyse de données en temps réel sont des éléments essentiels de la surveillance épidémiologique basée sur l'intelligence artificielle (IA). Cette approche permet de détecter rapidement les tendances émergentes et les anomalies dans les données de santé, ce qui facilite la détection précoce des épidémies et la prise de décisions rapides en matière de santé publique. Voici comment la collecte et l'analyse de données en temps réel sont réalisées :

Collecte de données en temps réel :
- **Capteurs de santé :** Les capteurs de santé, tels que les appareils portables, les moniteurs médicaux et les dispositifs de surveillance à distance, peuvent recueillir en temps réel des données sur les signes vitaux des patients, tels que la fréquence cardiaque, la pression artérielle, la température et la saturation en oxygène.

- **Dossiers médicaux électroniques (DME) :** Les DME permettent de stocker et d'accéder aux données médicales des patients de manière électronique. Les informations sur les visites médicales, les diagnostics, les résultats de laboratoire et les traitements sont ainsi disponibles en temps réel pour les professionnels de la santé.

- **Surveillance des médias sociaux :** L'IA peut être utilisée pour surveiller les médias sociaux et détecter les mentions de symptômes de maladies ou de situations épidémiques. Cela peut fournir des indices sur les foyers potentiels de maladies.

- **Surveillance des transports :** Les données de géolocalisation et de transport en temps réel peuvent être utilisées pour suivre les mouvements de population et identifier les zones à risque élevé d'épidémies.

- **Données environnementales :** La collecte de données environnementales, telles que les niveaux de pollution de l'air, les conditions météorologiques et les données de qualité de l'eau, peut aider à comprendre les facteurs environnementaux qui pourraient influencer la propagation des maladies.

Analyse de données en temps réel :

- **Algorithmes d'apprentissage automatique :** L'IA utilise des algorithmes d'apprentissage automatique pour analyser les données en temps réel et détecter les modèles et les tendances. Ces algorithmes peuvent identifier les écarts par rapport aux normes et alerter sur des situations potentiellement problématiques.

- **Modélisation prédictive :** Les modèles prédictifs basés sur l'IA peuvent être utilisés pour anticiper la propagation des épidémies. En utilisant les données actuelles, ces modèles peuvent prévoir comment la situation épidémiologique évoluera dans les jours et les semaines à venir.

- **Systèmes d'alerte précoce :** L'IA peut être utilisée pour développer des systèmes d'alerte précoce qui détectent rapidement les épidémies émergentes et envoient des alertes aux autorités sanitaires pour une réponse rapide.

- **Identification des foyers épidémiques :** L'analyse des données en temps réel permet d'identifier les zones géographiques où des foyers épidémiques pourraient se former, ce qui permet aux responsables de la santé de concentrer leurs efforts de prévention et de contrôle.

- **Surveillance des comportements de santé :** L'analyse des données en temps réel peut permettre de surveiller les comportements de santé de la population, tels que la fréquentation des services de santé, la prise de médicaments et le respect des mesures préventives.

En conclusion, la collecte et l'analyse de données en temps réel grâce à l'IA jouent un rôle crucial dans la surveillance épidémiologique et la gestion des crises sanitaires. Ces approches permettent de détecter rapidement les épidémies émergentes, de suivre leur propagation, de planifier efficacement les ressources et de prendre des décisions éclairées en matière de santé publique. La capacité à recueillir et à analyser les données en temps réel permet une réponse plus rapide et plus précise aux épidémies, ce qui contribue à réduire leur impact sur la santé publique.

Identification précoce des épidémies

L'identification précoce des épidémies est un élément crucial pour prévenir leur propagation rapide et pour prendre des mesures de santé publique efficaces. Grâce à l'utilisation de l'intelligence artificielle (IA) et à la collecte de données en temps réel, il est possible de détecter rapidement les signaux d'alerte précoce qui indiquent le début d'une épidémie. Voici comment l'IA joue un rôle essentiel dans l'identification précoce des épidémies :

- **Surveillance des données de santé en temps réel** : L'IA permet de collecter, agréger et analyser rapidement les données de santé en temps réel provenant de diverses sources, telles que les dossiers médicaux électroniques, les systèmes de surveillance des maladies, les médias sociaux, les capteurs de santé et les rapports épidémiologiques. En analysant ces données en temps réel, l'IA peut détecter les tendances inhabituelles et les écarts qui pourraient indiquer une augmentation soudaine de cas de maladie.

- **Détection des modèles et des tendances émergentes :** Grâce à des algorithmes d'apprentissage automatique, l'IA peut identifier rapidement les modèles et les tendances qui pourraient être caractéristiques d'une épidémie émergente. Par exemple, si une augmentation significative de cas de symptômes similaires est observée dans une région donnée, l'IA peut alerter les autorités sanitaires sur la possibilité d'une épidémie en cours.

- **Analyse des comportements de recherche en ligne :** L'IA peut surveiller les comportements de recherche en ligne des individus, tels que les recherches sur des symptômes de maladie ou sur des mesures de prévention. Des changements significatifs dans ces comportements peuvent servir d'indicateurs précoces d'une épidémie émergente.

- **Utilisation des systèmes d'alerte précoce :** L'IA peut être intégrée dans des systèmes d'alerte précoce qui identifient automatiquement les signaux d'alerte précoce et envoient des alertes aux responsables de la santé pour une action immédiate.
- **Analyse géospatiale :** L'IA peut utiliser des données de géolocalisation pour surveiller les déplacements de population et identifier les zones où des foyers épidémiques pourraient se former. Cela

permet une réponse rapide et ciblée dans ces zones à haut risque.

- **Comparaison avec des données historiques :** L'IA peut analyser les données historiques sur les épidémies précédentes et les comparer avec les données actuelles pour détecter tout changement significatif ou inhabituel dans les schémas épidémiologiques.

-

En combinant la puissance de l'IA avec une collecte de données en temps réel, les systèmes de surveillance épidémiologique peuvent devenir beaucoup plus réactifs et efficaces dans l'identification précoce des épidémies. Cela permet aux responsables de la santé de prendre des mesures rapides pour contenir la propagation de la maladie, d'isoler les cas confirmés et de mettre en place des mesures de prévention appropriées. L'identification précoce des épidémies joue un rôle clé dans la prévention de crises sanitaires majeures, et l'IA offre un outil précieux pour renforcer cette capacité de détection précoce et réagir rapidement pour protéger la santé publique.

Modélisation prédictive des épidémies

La modélisation prédictive des épidémies est une application puissante de l'intelligence artificielle (IA) dans le domaine de la santé publique. Cette approche utilise des algorithmes d'apprentissage automatique pour analyser les données épidémiologiques historiques et en temps réel, afin de prévoir l'évolution future d'une épidémie. La modélisation prédictive joue un rôle crucial dans la prise de décision en matière de santé publique, car elle permet aux autorités sanitaires de planifier et de mettre en œuvre des mesures de prévention et de contrôle de manière plus éclairée et proactive. Voici comment la modélisation prédictive des épidémies est réalisée grâce à l'IA :

- **Collecte de données épidémiologiques :** La modélisation prédictive commence par la collecte de données épidémiologiques, telles que le nombre de cas confirmés, le nombre de décès, la géolocalisation des cas, les facteurs de risque, les taux de propagation, etc. Ces données peuvent provenir de différentes sources, y compris les systèmes de surveillance des maladies, les rapports épidémiologiques, les dossiers médicaux électroniques et les bases de données gouvernementales.

- **Prétraitement des données :** Avant d'appliquer les algorithmes d'apprentissage automatique, les données épidémiologiques doivent être prétraitées pour éliminer les valeurs aberrantes, remplir les données manquantes et normaliser les données pour assurer la qualité et la cohérence des données utilisées pour l'analyse.

- **Sélection des caractéristiques :** Les données épidémiologiques peuvent contenir de nombreuses variables et caractéristiques. L'IA permet de sélectionner les caractéristiques les plus pertinentes pour l'analyse et la prédiction, ce qui améliore la précision du modèle.

- **Modèles prédictifs :** À l'aide d'algorithmes d'apprentissage automatique, des modèles prédictifs sont construits en utilisant les données épidémiologiques historiques. Ces modèles peuvent être basés sur différents algorithmes, tels que les réseaux de neurones, les forêts aléatoires, les machines à vecteurs de support, etc.

- **Validation du modèle :** Les modèles prédictifs doivent être validés à l'aide de données indépendantes pour évaluer leur précision et leur fiabilité dans la prédiction des épidémies.

- **Prévision de l'évolution de l'épidémie :** Une fois que les modèles prédictifs sont validés, ils sont utilisés pour prévoir l'évolution future de l'épidémie. Ces prévisions peuvent inclure des projections sur le nombre de cas futurs, la propagation géographique, la durée de l'épidémie, etc.

- **Planification des mesures de santé publique :** Les prévisions générées par la modélisation prédictive aident les responsables de la santé à planifier et à mettre en œuvre des mesures de santé publique appropriées pour contrôler l'épidémie. Cela peut inclure des campagnes de vaccination, des mesures de quarantaine, des restrictions de déplacement, etc.

-

Grâce à l'IA, la modélisation prédictive des épidémies peut être réalisée de manière plus rapide, plus précise et plus proactive. Elle permet aux responsables de la santé de prendre des décisions éclairées pour protéger la santé publique, prévenir la propagation des maladies et mieux gérer les crises sanitaires. La modélisation prédictive est un outil précieux dans la boîte à outils des professionnels de la santé pour faire face aux défis posés par les épidémies et contribuer à sauver des vies.

Surveillance mondiale de la santé publique

La surveillance mondiale de la santé publique est un domaine crucial pour détecter, prévenir et répondre aux menaces sanitaires mondiales telles que les épidémies, les pandémies et les maladies infectieuses émergentes. L'utilisation de l'intelligence artificielle (IA) dans la surveillance mondiale de la santé publique apporte des avantages considérables en améliorant la collecte et l'analyse des données à grande échelle, la détection précoce des épidémies et la coordination internationale des efforts de santé publique. Voici comment l'IA joue un rôle essentiel dans la surveillance mondiale de la santé publique :

- **Collecte de données à grande échelle** : L'IA facilite la collecte, l'agrégation et l'analyse de données de santé provenant de sources multiples et géographiquement dispersées. Cela comprend les systèmes de surveillance des maladies, les dossiers médicaux électroniques, les bases de données gouvernementales, les rapports épidémiologiques, les médias sociaux et les capteurs de santé, entre autres. Cette collecte de données à grande échelle permet de mieux comprendre les tendances mondiales de la santé et d'identifier les problèmes de santé émergents.

- **Détection précoce des épidémies** : L'IA est utilisée pour analyser en temps réel les données épidémiologiques et détecter rapidement les signes avant-coureurs d'une épidémie émergente. Les modèles prédictifs basés sur l'IA peuvent identifier les tendances anormales et les schémas inhabituels dans les données, ce qui permet une détection précoce des épidémies potentielles.

- **Surveillance des déplacements internationaux** : L'IA peut surveiller les déplacements internationaux à grande échelle, tels que les voyages aériens, pour identifier les risques de propagation rapide des maladies entre les pays. Cela permet aux responsables de la santé de prendre des mesures

134

préventives pour limiter la propagation transfrontalière des maladies.

- **Analyse géospatiale :** L'IA utilise des données de géolocalisation pour cartographier la propagation des maladies, identifier les zones à risque élevé et évaluer l'efficacité des mesures de contrôle mises en place.

- **Surveillance des médias sociaux :** L'IA est utilisée pour surveiller les médias sociaux et les plateformes en ligne afin de détecter rapidement les mentions de symptômes de maladie, les signaux d'alerte et les rumeurs potentielles concernant des problèmes de santé publique.

- **Collaboration internationale :** L'IA facilite la collaboration et l'échange d'informations entre les agences de santé publique du monde entier. Elle permet une coordination rapide et efficace des efforts de prévention, de contrôle et de réponse aux menaces sanitaires mondiales.

- **Préparation aux crises sanitaires :** L'IA est utilisée pour simuler des scénarios d'épidémies et évaluer l'efficacité des stratégies de réponse. Cela permet de mieux se préparer aux crises sanitaires et de développer des plans d'intervention appropriés.

Grâce à la surveillance mondiale de la santé publique basée sur l'IA, les responsables de la santé peuvent mieux comprendre les tendances de santé à l'échelle mondiale, détecter rapidement les épidémies émergentes, coordonner les efforts de santé publique internationaux et mieux se préparer aux crises sanitaires. L'IA offre une opportunité unique de renforcer la surveillance mondiale de la santé publique, d'améliorer la réponse aux urgences sanitaires mondiales et de protéger la santé et le bien-être des populations à l'échelle internationale.

Intervention et réponse aux épidémies

L'intervention et la réponse aux épidémies sont des étapes essentielles pour contenir la propagation des maladies infectieuses et minimiser leur impact sur la santé publique. L'utilisation de l'intelligence artificielle (IA) dans l'intervention et la réponse aux épidémies offre de nombreux avantages, notamment une détection précoce, une gestion efficace des ressources, une planification stratégique et une coordination rapide des efforts de santé publique. Voici comment l'IA joue un rôle clé dans l'intervention et la réponse aux épidémies :

- **Détection précoce des épidémies :** Grâce à l'analyse en temps réel des données épidémiologiques, l'IA permet une détection précoce des épidémies émergentes. Les algorithmes d'apprentissage automatique peuvent identifier les tendances anormales et les schémas inhabituels dans les données, alertant ainsi les autorités sanitaires sur la possibilité d'une épidémie en cours.

- **Gestion des ressources :** L'IA peut aider à optimiser la gestion des ressources pendant une épidémie. Elle peut prédire le nombre de cas futurs, les besoins en lits d'hôpital, en médicaments, en équipements de protection individuelle, etc., permettant aux autorités de santé de planifier et de distribuer les ressources de manière plus efficace.

- **Identification des foyers épidémiques :** L'IA utilise l'analyse géospatiale pour identifier les zones géographiques où des foyers épidémiques se forment. Cela permet de cibler les interventions de santé publique dans ces zones à haut risque.

- **Suivi des contacts :** L'IA peut être utilisée pour suivre les contacts des cas confirmés d'une maladie infectieuse, ce qui facilite la détection rapide de nouveaux cas et la mise en œuvre de mesures de quarantaine ciblées.

- **Modélisation de la propagation de l'épidémie :** L'IA peut modéliser la propagation de l'épidémie en utilisant les données épidémiologiques actuelles et passées. Cela permet de prévoir comment l'épidémie pourrait évoluer dans les jours et les semaines à venir, aidant ainsi les responsables de la santé à prendre des décisions éclairées.

- **Prise de décision éclairée :** L'IA fournit des informations factuelles et des analyses approfondies pour aider les décideurs à prendre des décisions éclairées concernant les mesures de santé publique à mettre en œuvre pour contrôler l'épidémie.

- **Communication et sensibilisation :** L'IA peut être utilisée pour diffuser des informations actualisées sur l'épidémie, les mesures de prévention et les ressources disponibles. Cela aide à accroître la sensibilisation du public et à encourager la coopération dans la lutte contre l'épidémie.

- **Suivi de la réponse :** L'IA permet de suivre l'efficacité des mesures de santé publique mises en œuvre et de fournir des retours d'information en temps réel aux responsables de la santé, ce qui permet d'ajuster rapidement les stratégies de réponse si nécessaire.

En combinant l'IA avec l'expertise des professionnels de la santé, les interventions et la réponse aux épidémies peuvent être plus rapides, plus précises et mieux adaptées aux défis sanitaires auxquels sont confrontées les populations. L'IA offre un soutien précieux dans la gestion des crises sanitaires et contribue à sauver des vies en permettant une réponse plus efficace et coordonnée aux épidémies. Cependant, il est important de noter que l'IA est un outil complémentaire et qu'elle ne remplace pas l'expertise humaine dans la prise de décision et la mise en œuvre des interventions de santé publique.

Défis de la surveillance épidémiologique basée sur l'IA

La surveillance épidémiologique basée sur l'intelligence artificielle (IA) offre de nombreux avantages, mais elle est également confrontée à des défis importants. Voici certains des principaux défis de la surveillance épidémiologique basée sur l'IA :

- **Qualité des données :** La qualité des données est essentielle pour une surveillance épidémiologique efficace. L'IA dépend de données précises, complètes et fiables pour produire des analyses et des prédictions pertinentes. Cependant, les données épidémiologiques peuvent parfois être incomplètes, biaisées ou erronées, ce qui peut affecter la fiabilité des résultats de l'IA.

- **Protection de la vie privée :** La surveillance épidémiologique basée sur l'IA implique souvent la collecte et l'analyse de grandes quantités de données personnelles de santé. Il est essentiel de garantir la protection de la vie privée des individus tout en permettant l'utilisation des données pour des fins de santé publique.

- **Complexité des modèles :** Les modèles d'IA utilisés pour la surveillance épidémiologique peuvent être complexes et nécessiter une expertise spécialisée pour leur développement et leur interprétation. La complexité des modèles peut rendre leur utilisation difficile pour les professionnels de la santé et les décideurs qui ne sont pas familiers avec l'IA.

- **Manque de données :** Dans certaines régions du monde, en particulier dans les pays en développement, il peut y avoir un manque de données épidémiologiques disponibles pour alimenter les modèles d'IA. Cela peut limiter l'efficacité de la surveillance épidémiologique basée sur l'IA dans ces régions.

- **Interprétabilité des résultats :** Les modèles d'IA, tels que les réseaux de neurones profonds, peuvent être difficiles à interpréter. Il est souvent difficile de comprendre comment exactement l'IA a pris une décision ou produit un résultat, ce qui peut être un obstacle à l'acceptation et à l'utilisation de l'IA dans la surveillance épidémiologique.

- **Ressources financières et technologiques :** La mise en œuvre de la surveillance épidémiologique basée sur l'IA peut exiger des ressources financières et technologiques importantes. Toutes les régions du monde ne disposent pas des moyens nécessaires pour adopter et déployer pleinement ces technologies.
- **Intégration avec les systèmes de santé existants :** L'intégration de l'IA dans les systèmes de

santé existants peut être un défi, en particulier dans les établissements de santé qui ne sont pas encore prêts à adopter pleinement ces nouvelles technologies.

- **Réponse rapide aux épidémies :** Bien que l'IA puisse aider à détecter les épidémies émergentes, il est essentiel de pouvoir agir rapidement et efficacement pour contrôler la propagation de la maladie. L'IA doit être utilisée en conjonction avec une coordination efficace des systèmes de santé et des autorités sanitaires pour assurer une réponse rapide.

Malgré ces défis, l'intégration de l'IA dans la surveillance épidémiologique offre un énorme potentiel pour améliorer la détection précoce des épidémies, la gestion des ressources et la planification stratégique. En surmontant ces défis, l'IA peut devenir un outil précieux dans la lutte contre les maladies infectieuses et contribuer à améliorer la santé publique à l'échelle mondiale. Cependant, il est important de continuer à évaluer et à améliorer en permanence les approches basées sur l'IA pour garantir leur efficacité et leur utilité dans la pratique de la santé publique.

Préparation aux futures pandémies

La préparation aux futures pandémies est une priorité majeure pour les responsables de la santé publique et les décideurs du monde entier. L'intelligence artificielle (IA) joue un rôle essentiel dans cette préparation en renforçant les capacités de détection précoce, de réponse rapide et de gestion efficace des ressources. Voici comment l'IA peut contribuer à la préparation aux futures pandémies :

- **Surveillance épidémiologique avancée :** L'IA permet une surveillance épidémiologique avancée en analysant en temps réel les données épidémiologiques provenant de sources multiples. En identifiant rapidement les signaux d'alerte précoce, l'IA peut aider à détecter et à prévoir les épidémies émergentes avant qu'elles ne deviennent incontrôlables.

- **Modélisation prédictive :** L'IA peut modéliser la propagation potentielle d'une pandémie en utilisant des données épidémiologiques historiques et en temps réel. Cela permet aux décideurs de mieux comprendre les schémas de propagation potentiels et d'anticiper les besoins en ressources et en interventions.

- **Simulation de scénarios :** L'IA permet de simuler des scénarios d'épidémies afin de mieux comprendre comment une pandémie pourrait évoluer et quelles mesures de santé publique seraient les plus efficaces pour y faire face. Cela aide à élaborer des plans d'intervention bien informés et à prévoir les conséquences de différentes actions.

- **Développement de vaccins et de traitements :** L'IA peut accélérer le processus de découverte et de développement de nouveaux vaccins et traitements en analysant rapidement de grandes quantités de données scientifiques et en identifiant des cibles potentielles pour les médicaments.

- **Surveillance des déplacements internationaux :** L'IA peut surveiller les déplacements internationaux et les voyages aériens pour détecter les risques potentiels de propagation rapide des maladies entre les pays. Cela aide à mettre en place des mesures de contrôle aux frontières pour limiter la propagation de la pandémie.

- **Communication et sensibilisation :** L'IA peut être utilisée pour diffuser rapidement des informations actualisées sur la pandémie, les mesures de prévention et les ressources disponibles. Cela aide à accroître la sensibilisation du public et à promouvoir des comportements responsables.

- **Coordination des efforts internationaux :** L'IA facilite la coordination internationale des efforts de santé publique en permettant l'échange rapide d'informations et de données entre les pays. Cela permet une réponse plus coordonnée et efficace aux pandémies qui traversent les frontières.

- **Formation et préparation des professionnels de la santé :** L'IA peut être utilisée pour développer des programmes de formation en ligne et des simulations pour préparer les professionnels de la santé à faire face à une pandémie. Cela aide à renforcer les compétences et les connaissances nécessaires pour répondre aux défis d'une pandémie.

En préparant les systèmes de santé à l'aide de l'IA et en développant des stratégies de réponse anticipée, nous pouvons être mieux préparés pour faire face aux futures pandémies. L'IA offre une opportunité unique d'améliorer la préparation, la détection précoce et la gestion des pandémies, contribuant ainsi à protéger la santé publique et à sauver des vies lors de futures crises sanitaires. Cependant, il est essentiel de continuer à investir dans la recherche et le développement de l'IA en santé publique pour maximiser ses avantages dans la préparation aux futures pandémies.

Perspectives d'avenir : L'évolution de la surveillance épidémiologique grâce à l'IA

Les perspectives d'avenir pour l'évolution de la surveillance épidémiologique grâce à l'intelligence artificielle (IA) sont très prometteuses. L'IA continuera de jouer un rôle crucial dans la préparation, la détection précoce, la réponse rapide et la gestion des futures pandémies, ainsi que dans l'amélioration globale de la santé publique. Voici quelques domaines clés où l'IA pourrait apporter des améliorations significatives dans la surveillance épidémiologique :

- **Amélioration des modèles prédictifs :** Les modèles d'IA utilisés pour prédire la propagation des épidémies seront de plus en plus sophistiqués, prenant en compte davantage de variables et de facteurs de risque. L'intégration de données provenant de multiples sources, telles que les données environnementales, les réseaux sociaux, les capteurs de santé portables, etc., permettra d'obtenir des prédictions plus précises et en temps réel.

- **Utilisation des données non structurées :** L'IA permettra de mieux exploiter les données non structurées, telles que les textes médicaux, les images et les vidéos, pour enrichir la surveillance épidémiologique. Par exemple, l'analyse d'images radiologiques pourrait aider à identifier rapidement des caractéristiques spécifiques des maladies infectieuses.

- **Surveillance en temps réel :** L'IA facilitera la mise en place de systèmes de surveillance en temps réel, où les données épidémiologiques sont collectées et analysées de manière continue, permettant une détection encore plus rapide des épidémies émergentes et une réaction plus prompte.

- **IA conversationnelle et chatbots :** L'IA conversationnelle, telle que les chatbots, pourrait être utilisée pour fournir des informations et des conseils personnalisés aux individus concernant les mesures de prévention, les symptômes à surveiller, les centres de dépistage, etc. Cela aiderait à renforcer la sensibilisation du public et à répondre aux questions rapidement.

- **Amélioration de l'intégration des données :** L'IA facilitera l'intégration des données provenant de différents systèmes de santé et de sources hétérogènes. Cela permettra une analyse plus globale des épidémies, en identifiant les tendances épidémiologiques qui traversent les frontières géographiques et institutionnelles.

- **Utilisation de l'apprentissage par renforcement :** L'apprentissage par renforcement pourrait être appliqué pour optimiser les interventions de santé publique en testant différentes stratégies et en ajustant continuellement les actions en fonction des résultats obtenus.

- **Médecine de précision :** L'IA permettra une approche plus personnalisée de la santé, où les individus pourront bénéficier de recommandations de santé en fonction de leurs caractéristiques génétiques, de leur historique médical et de leur mode de vie, ce qui pourrait contribuer à prévenir et à gérer les maladies plus efficacement.

- **Intelligence collective :** L'IA peut également faciliter la collaboration entre les experts en santé publique du monde entier, en permettant le partage rapide de données, de modèles et de stratégies d'intervention pour faire face aux épidémies mondiales.

Cependant, pour réaliser pleinement ces perspectives d'avenir, des défis doivent être relevés, tels que la confidentialité et la sécurité des données, l'interprétabilité des modèles, l'acceptation par les professionnels de la santé et le grand public, ainsi que l'accès équitable aux technologies de l'IA dans le monde entier. En investissant dans la recherche, la formation et l'infrastructure, nous pouvons faire de l'IA un outil puissant pour améliorer la surveillance épidémiologique et renforcer notre capacité à faire face aux défis futurs de la santé publique.

Des algorithmes pour sauver des vies : Comment l'IA révolutionne les urgences médicales

Introduction aux urgences médicales et à l'IA

L'introduction de l'intelligence artificielle (IA) dans le domaine des urgences médicales promet de révolutionner la manière dont les patients sont pris en charge lors de situations critiques. Les urgences médicales sont des situations où une intervention médicale rapide et précise est essentielle pour préserver la vie et la santé des patients. L'IA peut jouer un rôle clé dans l'amélioration de la gestion des urgences médicales, en fournissant une assistance rapide et précise aux professionnels de la santé et en améliorant les résultats pour les patients. Voici quelques aspects clés de l'introduction de l'IA dans les urgences médicales :

- **Détection précoce des urgences :** L'IA peut être utilisée pour analyser en temps réel les signes vitaux des patients, tels que la fréquence cardiaque, la pression artérielle, la température, etc., afin de détecter rapidement les signes avant-coureurs de détresse médicale. Cela permet une intervention précoce et pourrait aider à prévenir des complications graves.

- **Prédiction des résultats :** L'IA peut être utilisée pour prédire les résultats des patients dans les situations d'urgence, en utilisant des modèles prédictifs basés sur des données médicales antérieures. Cela peut aider les professionnels de la santé à prendre des décisions éclairées concernant les traitements et les interventions à entreprendre.

- **Aide au diagnostic :** L'IA peut être utilisée comme un outil d'aide au diagnostic dans les urgences médicales en analysant les données des patients et en fournissant des suggestions sur les causes possibles des symptômes présentés. Cela peut aider les médecins à établir un diagnostic plus rapidement et avec une plus grande précision.

- **Optimisation du triage :** L'IA peut être utilisée pour optimiser le triage des patients dans les services d'urgences, en identifiant les patients les plus critiques qui nécessitent une attention immédiate et en aidant à attribuer les ressources en fonction de la gravité des cas.

- **Assistance aux procédures médicales :** L'IA peut être utilisée pour aider les médecins lors de procédures médicales complexes, telles que l'intubation ou la pose de cathéters, en fournissant des informations en temps réel sur la position et l'orientation des instruments médicaux.

- **Aide à la prise de décision :** L'IA peut être utilisée pour fournir des recommandations aux médecins en fonction des données spécifiques du patient et des meilleures pratiques médicales. Cela peut aider les médecins à prendre des décisions rapides et éclairées pendant les urgences.

- **Formation et simulation :** L'IA peut être utilisée pour développer des simulations d'urgences médicales, permettant aux professionnels de la santé de s'entraîner à la gestion des situations critiques dans un environnement sûr et contrôlé.

- **Communication et coordination :** L'IA peut faciliter la communication et la coordination entre les différents membres de l'équipe médicale pendant les urgences, en fournissant des informations en temps réel sur l'état du patient et les actions entreprises.

L'introduction de l'IA dans les urgences médicales a le potentiel de transformer la manière dont nous gérons les situations d'urgence et d'améliorer les soins aux patients lorsqu'ils en ont le plus besoin. Cependant, il est important de noter que l'IA ne remplace pas les professionnels de la santé, mais elle les assiste et les soutient dans leur prise de décision et leur gestion des urgences. L'IA est un outil puissant qui, utilisé de manière responsable, peut améliorer considérablement la qualité des soins d'urgence et sauver des vies.

Détection précoce des urgences médicales

La détection précoce des urgences médicales est un aspect crucial des soins de santé, car elle permet une intervention rapide et adaptée pour préserver la vie et la santé des patients. L'introduction de l'intelligence artificielle (IA) dans ce domaine a le potentiel d'améliorer considérablement la détection précoce des urgences médicales en analysant en temps réel les données des patients et en identifiant les signaux d'alerte précoce. Voici quelques façons dont l'IA peut contribuer à la détection précoce des urgences médicales :

- **Analyse des signes vitaux :** L'IA peut analyser les signes vitaux des patients, tels que la fréquence cardiaque, la pression artérielle, la température et la saturation en oxygène, en temps réel. Elle peut détecter les variations anormales des signes vitaux qui pourraient indiquer un état critique, ce qui permet une intervention rapide.

- **Traitement des données en continu :** L'IA est capable de traiter en continu de grandes quantités de données provenant de moniteurs médicaux, de capteurs portables et d'autres sources. Cela permet une surveillance continue des patients, ce qui est essentiel pour détecter rapidement les changements dans leur état de santé.

- **Modélisation prédictive :** L'IA peut utiliser des modèles prédictifs basés sur des données médicales antérieures pour anticiper les risques de complications ou de détérioration chez un patient donné. Cela aide les professionnels de la santé à prendre des mesures préventives pour éviter les urgences.

- **Détection de tendances :** L'IA peut détecter les tendances à long terme dans les données des patients, comme une détérioration progressive de leur état de santé. Cette détection précoce de changements graduels peut être cruciale pour prévenir les urgences médicales.

- **Identification de motifs complexes :** L'IA peut identifier des motifs complexes et subtiles dans les données des patients qui pourraient indiquer une urgence imminente. Ces motifs peuvent être difficiles à détecter pour les humains, mais l'IA peut les identifier rapidement.

- **Intégration de données hétérogènes :** L'IA peut intégrer des données hétérogènes provenant de différentes sources, y compris des dossiers médicaux électroniques, des images médicales et des informations génétiques. Cette approche holistique permet de mieux comprendre l'état de santé d'un patient et d'anticiper les risques potentiels.

149

- **Alertes préventives :** L'IA peut générer des alertes préventives pour les professionnels de la santé lorsque les données d'un patient indiquent une détérioration imminente. Cela permet aux médecins et aux infirmières d'intervenir rapidement et de fournir des soins d'urgence avant que la situation ne s'aggrave.

- **Utilisation des données en temps réel :** L'IA peut utiliser les données en temps réel pour détecter les urgences médicales dès qu'elles se produisent. Cela est particulièrement important dans les situations d'urgence où chaque minute compte.

En intégrant l'IA dans la détection précoce des urgences médicales, les professionnels de la santé peuvent bénéficier d'une assistance précieuse pour prendre des décisions rapides et éclairées. Cela peut sauver des vies et améliorer les résultats pour les patients lors de situations critiques. Cependant, il est important de noter que l'IA doit être utilisée de manière responsable et en complémentarité avec l'expertise médicale humaine, car elle ne peut pas remplacer le jugement clinique des professionnels de la santé.

Triage et allocation des ressources

Le triage et l'allocation des ressources sont des éléments essentiels dans la gestion des urgences médicales, en particulier lors de situations de crise où les ressources peuvent être limitées. L'introduction de l'intelligence artificielle (IA) dans ce domaine offre des opportunités pour améliorer l'efficacité et la précision du triage, ainsi que pour optimiser l'allocation des ressources afin de répondre aux besoins des patients de manière plus efficace. Voici comment l'IA peut contribuer au triage et à l'allocation des ressources :

- **Triage précoce et précis :** L'IA peut aider à évaluer rapidement et de manière précise la gravité des patients dès leur arrivée aux urgences. En analysant les signes vitaux, les symptômes et les antécédents médicaux des patients, l'IA peut classer les patients en fonction de leur niveau d'urgence et de la priorité de traitement.

- **Algorithme de triage personnalisé :** L'IA peut utiliser des algorithmes de triage personnalisés qui prennent en compte les caractéristiques individuelles de chaque patient pour évaluer la gravité de leur état de santé. Cela permet d'adapter le triage en fonction des besoins spécifiques de chaque patient.

- **Prédiction de la gravité :** L'IA peut prédire la gravité probable de l'état de santé d'un patient en fonction de données médicales antérieures et de modèles prédictifs. Cela permet aux professionnels de la santé de prendre des décisions éclairées sur l'allocation des ressources en anticipant les besoins futurs.

- **Optimisation des ressources :** L'IA peut aider à optimiser l'allocation des ressources en fonction de la gravité des cas. Par exemple, elle peut aider à déterminer quels patients nécessitent une hospitalisation immédiate, quels patients peuvent être traités en ambulatoire et quels patients peuvent être pris en charge à domicile.

- **Équité dans l'allocation des ressources :** L'IA peut être utilisée pour garantir une allocation équitable des ressources en tenant compte des besoins de tous les patients, indépendamment de leur origine sociale, de leur race ou de leur statut économique.

- **Gestion de la disponibilité des lits :** L'IA peut aider à gérer la disponibilité des lits d'hôpital en temps réel, en prévoyant les besoins futurs et en optimisant les flux de patients pour éviter les engorgements.

- **Prédiction des ressources nécessaires :** L'IA peut prédire les ressources médicales nécessaires en fonction de la gravité des cas et des tendances épidémiologiques. Cela permet une planification proactive et une utilisation efficace des ressources.

- **Réallocation dynamique des ressources :** L'IA peut aider à la réallocation dynamique des ressources en fonction des besoins changeants des patients. Par exemple, elle peut aider à réaffecter le personnel médical ou les équipements en temps réel pour répondre aux urgences critiques.

En utilisant l'IA pour le triage et l'allocation des ressources, les établissements de santé peuvent améliorer la prise en charge des patients lors de situations d'urgence, optimiser l'utilisation des ressources limitées et améliorer les résultats cliniques. Cependant, il est important de noter que l'IA doit être utilisée de manière responsable et éthique, en gardant à l'esprit que la décision finale doit toujours être prise par les professionnels de la santé qui tiennent compte du contexte spécifique et de l'état du patient. L'IA est un outil puissant qui, lorsqu'il est utilisé de manière judicieuse, peut contribuer à améliorer les soins de santé en situation d'urgence.

Amélioration de l'efficacité des protocoles d'urgence

L'introduction de l'intelligence artificielle (IA) dans les protocoles d'urgence médicale promet d'améliorer considérablement leur efficacité, ce qui peut se traduire par des résultats cliniques plus favorables pour les patients et une meilleure utilisation des ressources médicales. Voici comment l'IA peut contribuer à améliorer l'efficacité des protocoles d'urgence :

- **Analyse rapide des données :** L'IA peut analyser rapidement de grandes quantités de données provenant de multiples sources, y compris les signes vitaux des patients, les résultats d'analyses de laboratoire, les images médicales et les dossiers médicaux électroniques. En utilisant des algorithmes sophistiqués, l'IA peut extraire des informations pertinentes en temps réel, ce qui permet une évaluation rapide de l'état du patient.

- **Aide au diagnostic :** L'IA peut fournir une aide précieuse aux médecins en suggérant des diagnostics possibles en fonction des données du patient et des symptômes présentés. Cela permet aux médecins de gagner du temps dans l'établissement d'un diagnostic et de commencer rapidement le traitement approprié.

- **Prise de décision éclairée :** En utilisant des modèles prédictifs basés sur des données médicales antérieures, l'IA peut aider les médecins à prendre des décisions éclairées concernant les traitements et les interventions à entreprendre. Cela permet d'optimiser les soins prodigués aux patients.

- **Optimisation du triage :** L'IA peut aider à optimiser le triage des patients dès leur arrivée aux urgences en évaluant rapidement la gravité de leur état de santé. Cela permet d'attribuer les ressources en fonction de l'urgence de chaque cas, ce qui améliore l'efficacité globale de la prise en charge des patients.

- **Assistance pendant les procédures médicales :** L'IA peut être utilisée comme un outil d'aide pendant les procédures médicales complexes, telles que l'intubation ou la chirurgie, en fournissant des informations en temps réel sur la position et l'orientation des instruments médicaux.

- **Gestion de la disponibilité des lits :** L'IA peut prédire les besoins futurs en lits d'hôpital en fonction des tendances épidémiologiques et des données des patients. Cela permet une meilleure gestion de la disponibilité des lits et une optimisation des flux de patients.

- **Détection précoce des complications :** L'IA peut détecter de manière précoce les signes avant-coureurs de complications chez les patients, ce qui permet une intervention rapide pour prévenir des problèmes de santé plus graves.

- **Simulation et formation :** L'IA peut être utilisée pour développer des simulations d'urgences médicales, permettant aux professionnels de la santé de s'entraîner à la gestion de situations critiques dans un environnement sûr et contrôlé. Cela améliore leur réactivité et leur préparation en situation d'urgence réelle.

En améliorant l'efficacité des protocoles d'urgence, l'IA peut contribuer à sauver des vies et à améliorer les résultats pour les patients lors de situations critiques. Cependant, il est important de noter que l'IA ne remplace pas les professionnels de la santé, mais elle les assiste et les soutient dans leur prise de décision et leur gestion des urgences. L'IA est un outil puissant qui, lorsqu'il est utilisé de manière responsable et en complémentarité avec l'expertise médicale humaine, peut considérablement améliorer la qualité des soins d'urgence.

Intégration des technologies d'IA dans les ambulances

L'intégration des technologies d'intelligence artificielle (IA) dans les ambulances peut transformer la prestation des soins d'urgence en améliorant la détection précoce des urgences médicales, en fournissant une assistance aux professionnels de la santé et en optimisant l'utilisation des ressources médicales. Voici comment l'IA peut être intégrée dans les ambulances pour améliorer les soins d'urgence :

- **Surveillance en temps réel :** Les ambulances équipées de dispositifs de surveillance médicale en temps réel peuvent collecter les signes vitaux des patients et transmettre ces données à un système d'IA. L'IA peut analyser ces données en temps réel pour détecter les signes avant-coureurs de détresse médicale et alerter l'équipe médicale en cas d'urgence.

- **Aide au diagnostic :** L'IA peut être utilisée comme un outil d'aide au diagnostic dans les ambulances. En analysant les données des patients, l'IA peut fournir des suggestions de diagnostics possibles et des recommandations de traitement, aidant ainsi les professionnels de la santé à prendre des décisions éclairées pendant le transport du patient.

- **Optimisation du triage :** L'IA peut aider à optimiser le triage des patients dès leur prise en charge dans l'ambulance. En évaluant rapidement la gravité des patients, l'IA peut aider l'équipe médicale à attribuer les ressources de manière appropriée, en transportant en priorité les patients les plus critiques vers les établissements de santé adaptés.

- **Transfert d'informations en temps réel :** L'IA peut faciliter la transmission d'informations importantes entre l'ambulance et l'établissement de santé de destination. Par exemple, l'IA peut informer l'équipe médicale de l'hôpital de l'état du patient et des interventions déjà effectuées dans l'ambulance, ce qui permet une prise en charge plus fluide dès l'arrivée à l'hôpital.

- **Guidance pendant les procédures médicales :** L'IA peut être utilisée pour fournir des informations en temps réel aux professionnels de la santé pendant les procédures médicales d'urgence, comme l'intubation ou l'administration de médicaments. Cela peut aider à améliorer la précision et la sécurité de ces procédures critiques.

- **Prédiction des besoins en ressources :** L'IA peut prédire les ressources médicales nécessaires pour chaque cas d'urgence, permettant ainsi de mieux planifier le transport et l'accueil des patients dans les établissements de santé.

- **Formation et simulation :** L'IA peut être utilisée pour développer des simulations d'urgences médicales dans les ambulances, permettant aux professionnels de la santé de s'entraîner à la gestion de situations critiques dans un environnement sûr et contrôlé.

L'intégration des technologies d'IA dans les ambulances peut contribuer à améliorer les soins d'urgence en permettant une détection plus rapide des urgences médicales, en fournissant une assistance aux professionnels de la santé pendant les interventions et en optimisant l'utilisation des ressources médicales. Cependant, il est essentiel de garantir que ces technologies sont utilisées de manière responsable et éthique, en gardant à l'esprit que l'IA doit toujours être complémentaire à l'expertise et au jugement clinique des professionnels de la santé. L'IA offre un potentiel considérable pour améliorer les soins d'urgence et sauver des vies, mais elle doit être utilisée avec prudence et dans le respect des principes éthiques et de la sécurité des patients.

Défis et limites de l'utilisation de l'IA dans les urgences médicales

L'utilisation de l'intelligence artificielle (IA) dans les urgences médicales offre de nombreux avantages, mais elle est également confrontée à plusieurs défis et limites qui doivent être pris en compte pour une mise en œuvre efficace et sécurisée. Voici certains des principaux défis et limites :

- **Fiabilité des données :** L'IA repose sur des données précises et fiables pour prendre des décisions éclairées. Si les données entrantes sont incomplètes, erronées ou biaisées, cela peut conduire à des erreurs dans les prédictions et les recommandations de l'IA, ce qui peut avoir des conséquences graves dans les situations d'urgence.

157

- **Complexité des situations d'urgence :** Les situations d'urgence médicale peuvent être complexes et variées, et chaque patient est unique. L'IA peut parfois avoir du mal à gérer la diversité des cas et à fournir des recommandations appropriées dans des situations inhabituelles ou inattendues.

- **Responsabilité et prise de décision :** Bien que l'IA puisse fournir des suggestions et des prédictions basées sur des données passées, la responsabilité finale de la prise de décision incombe toujours aux professionnels de la santé. Les médecins doivent donc être en mesure de comprendre les raisons derrière les recommandations de l'IA et de prendre des décisions éclairées en tenant compte du contexte clinique spécifique.

- **Intégration dans les flux de travail cliniques :** L'intégration de l'IA dans les urgences médicales peut nécessiter des changements importants dans les flux de travail cliniques existants. Il peut être difficile d'adopter de nouvelles technologies et de s'assurer qu'elles fonctionnent de manière transparente avec les systèmes de santé déjà en place.

- **Sécurité des données :** L'utilisation de l'IA dans les urgences médicales implique la collecte, le stockage et le traitement de grandes quantités de données sensibles sur les patients. Il est essentiel de garantir que ces données sont sécurisées et protégées contre les violations de la vie privée et les cyberattaques.

- **Formation et compétences :** Les professionnels de la santé doivent être correctement formés à l'utilisation de l'IA et à l'interprétation des résultats. Une formation adéquate est essentielle pour garantir une utilisation appropriée de l'IA dans les urgences médicales.

- **Éthique et responsabilité :** L'IA soulève des questions éthiques, notamment en ce qui concerne la prise de décision autonome et la responsabilité en cas d'erreurs. Il est essentiel de s'assurer que les décisions prises par l'IA sont transparentes, compréhensibles et équitables.

- **Coût et accessibilité :** L'intégration de l'IA dans les urgences médicales peut représenter un investissement financier important. Il est important de s'assurer que ces technologies sont abordables et accessibles à tous les établissements de santé, y compris ceux qui ont des ressources limitées.

En conclusion, l'utilisation de l'IA dans les urgences médicales offre de nombreuses opportunités pour améliorer les soins aux patients et optimiser l'utilisation des ressources médicales. Cependant, il est essentiel de relever les défis et de considérer les limites de cette technologie afin de garantir une mise en œuvre responsable et sûre. L'IA doit être utilisée comme un outil complémentaire pour soutenir les professionnels de la santé et améliorer les décisions cliniques, mais elle ne doit jamais remplacer le jugement clinique et l'expertise médicale humaine.

Perspectives pour l'avenir : L'évolution des urgences médicales grâce à l'IA

Les perspectives pour l'avenir de l'utilisation de l'intelligence artificielle (IA) dans les urgences médicales sont très prometteuses. L'IA continue de progresser rapidement, et son intégration dans les soins d'urgence est destinée à transformer radicalement la manière dont nous gérons et répondons aux situations d'urgence médicale. Voici quelques-unes des perspectives clés pour l'avenir de l'IA dans les urgences médicales :

- **Amélioration de la détection précoce :** L'IA continuera à jouer un rôle essentiel dans la détection précoce des urgences médicales en analysant en temps réel les données des patients, en identifiant les signaux d'alerte précoce et en alertant rapidement les professionnels de la santé. Cela permettra une intervention plus rapide et plus efficace pour sauver des vies.

- **Personnalisation des soins :** L'IA évoluera pour fournir des recommandations et des traitements personnalisés en fonction des caractéristiques individuelles de chaque patient. Grâce à l'utilisation de l'apprentissage automatique et des données génétiques, l'IA pourra prédire la réponse des patients à certains traitements et adapter les protocoles en conséquence.

- **Intégration complète des données médicales :** L'IA facilitera l'intégration complète des données médicales provenant de diverses sources, y compris les dossiers médicaux électroniques, les appareils médicaux, les capteurs portables et les données génomiques. Cela permettra une vision plus holistique de la santé du patient et une meilleure prise de décision clinique.

- **Renforcement de la formation médicale :** L'IA continuera à être utilisée pour la simulation et la formation médicale, permettant aux professionnels de la santé de s'entraîner dans des scénarios d'urgence réalistes et sans risque. Cela améliorera leur réactivité et leur préparation lorsqu'ils sont confrontés à des urgences réelles.

- **Télémédecine et assistance à distance :** L'IA permettra une expansion de la télémédecine dans les situations d'urgence, en fournissant une assistance aux professionnels de la santé dans les régions éloignées ou mal desservies. Les systèmes d'IA pourront aider à diagnostiquer et à gérer les urgences médicales à distance.

- **Prévention des urgences :** Grâce à l'analyse des données de santé en temps réel, l'IA pourra contribuer à la prévention des urgences médicales en identifiant les facteurs de risque chez les patients et en prenant des mesures préventives appropriées.

- **Intégration des robots dans les urgences :** Les robots infirmiers intelligents et les dispositifs autonomes peuvent être intégrés dans les urgences médicales pour fournir une assistance supplémentaire aux équipes médicales et contribuer à la prise en charge des patients.

- **Évolution des protocoles d'urgence :** L'IA continuera à évoluer pour améliorer l'efficacité des protocoles d'urgence, en optimisant le triage, la gestion des ressources et les décisions cliniques.

Cependant, il est important de noter que l'introduction de l'IA dans les urgences médicales doit être accompagnée de considérations éthiques, de réglementations appropriées et de garanties de sécurité des patients. Une utilisation responsable et éthique de l'IA est essentielle pour maximiser ses avantages et minimiser les risques potentiels.

En conclusion, l'IA offre un potentiel énorme pour améliorer les urgences médicales, en permettant une détection précoce, une prise de décision éclairée et une gestion efficace des ressources. Son intégration progressive dans les soins d'urgence promet d'améliorer les résultats cliniques, de sauver des vies et de transformer la manière dont nous répondons aux situations d'urgence médicale.

L'IA dans la recherche médicale : Découvertes révolutionnaires et nouveaux horizons

Introduction à l'IA dans la recherche médicale

L'introduction de l'intelligence artificielle (IA) dans la recherche médicale a ouvert de nouvelles perspectives et a considérablement transformé la manière dont les scientifiques abordent la découverte de nouvelles connaissances en médecine. L'IA offre des outils puissants pour analyser, interpréter et tirer des conclusions à partir de vastes ensembles de données médicales, accélérant ainsi le processus de recherche et ouvrant la voie à de nouvelles avancées médicales. Voici une introduction aux principaux aspects de l'IA dans la recherche médicale :

- **Apprentissage automatique et analyse de données :** L'apprentissage automatique est une branche de l'IA qui permet aux ordinateurs d'apprendre à partir de données sans être explicitement programmés. Dans la recherche médicale, l'apprentissage automatique peut être utilisé pour analyser de grandes quantités de données médicales, telles que des images médicales, des séquences génomiques ou des dossiers médicaux électroniques, pour identifier des motifs et des relations cachées. Cela permet d'accélérer l'analyse des données et d'identifier de nouvelles associations entre les facteurs biologiques et les maladies.

- **Découverte de biomarqueurs :** L'IA permet aux chercheurs de découvrir de nouveaux biomarqueurs, c'est-à-dire des indicateurs biologiques spécifiques qui peuvent être utilisés pour diagnostiquer, prédire ou surveiller l'évolution d'une maladie. En analysant de vastes ensembles de données de patients, l'IA peut identifier des biomarqueurs pertinents qui peuvent améliorer la précision des diagnostics et des pronostics.

- **Diagnostic et prédiction des maladies :** L'IA peut être utilisée pour développer des modèles prédictifs capables de diagnostiquer et de prédire des maladies. En utilisant des algorithmes d'apprentissage automatique, l'IA peut analyser les symptômes, les antécédents médicaux et les facteurs de risque des patients pour fournir des diagnostics plus rapides et plus précis.

- **Développement de médicaments :** L'IA peut accélérer le processus de développement de médicaments en identifiant des cibles thérapeutiques potentielles et en prédisant l'efficacité des médicaments sur la base de données génomiques et pharmacologiques. Cela permet d'optimiser la conception de médicaments et de réduire les coûts de recherche.

- **Médecine de précision :** L'IA joue un rôle essentiel dans la médecine de précision en permettant de personnaliser les traitements en fonction des caractéristiques individuelles des patients. En analysant les profils génétiques, les données médicales et les réponses aux traitements, l'IA peut recommander des thérapies plus ciblées et plus efficaces.

- **Recherche en imagerie médicale :** L'IA est largement utilisée dans l'analyse des images médicales, telles que les radiographies, les IRM et les scanners. Les algorithmes d'apprentissage automatique peuvent aider à détecter et à identifier automatiquement des anomalies, permettant aux radiologues et aux médecins de prendre des décisions plus rapides et plus précises.

- **Gestion des essais cliniques :** L'IA peut être utilisée pour optimiser la conception et la gestion des essais cliniques, en identifiant les populations de patients appropriées pour les essais, en surveillant la sécurité des médicaments et en analysant les résultats des essais.

En résumé, l'IA offre de vastes possibilités dans le domaine de la recherche médicale en accélérant les processus d'analyse, de découverte et de prise de décision. Elle permet de faire progresser la médecine en ouvrant la voie à de nouvelles découvertes, à des diagnostics plus précis et à des traitements plus efficaces. Cependant, il est important de souligner que l'IA doit être utilisée de manière responsable et éthique, en gardant toujours à l'esprit que la recherche médicale doit être guidée par les valeurs éthiques et les principes de sécurité des patients.

Analyse de données massives en recherche médicale

L'analyse de données massives, également connue sous le nom de "Big Data", joue un rôle essentiel dans la recherche médicale grâce à l'intégration de l'intelligence artificielle (IA) et de l'apprentissage automatique. Les progrès technologiques et l'accès à de vastes ensembles de données médicales ont ouvert de nouvelles perspectives pour la recherche médicale, permettant aux scientifiques de mieux comprendre les maladies, de découvrir de nouveaux traitements et de personnaliser les soins de santé. Voici comment l'analyse de données massives est utilisée dans la recherche médicale :

- **Découverte de modèles et de corrélations :** L'analyse de données massives permet d'identifier des modèles et des corrélations cachés dans les vastes ensembles de données médicales. Les chercheurs peuvent analyser de multiples variables, telles que les symptômes, les facteurs de risque, les résultats des tests, les antécédents médicaux et les données génétiques, pour trouver des relations significatives entre différents facteurs et les maladies.

- **Prédiction et prévention des maladies :** Grâce à l'analyse de données massives, les chercheurs peuvent développer des modèles prédictifs qui permettent d'anticiper le risque de développer certaines maladies chez les individus. Cela permet une approche préventive de la santé en identifiant les personnes à risque élevé et en leur offrant des interventions ciblées pour prévenir le développement de maladies.

- **Médecine de précision :** L'analyse de données massives permet de personnaliser les traitements en fonction des caractéristiques individuelles des patients. En analysant les données génétiques et les profils médicaux des patients, les chercheurs peuvent identifier les traitements les plus appropriés pour chaque individu, améliorant ainsi l'efficacité des thérapies.

- **Identification de biomarqueurs :** L'analyse de données massives peut aider à identifier de nouveaux biomarqueurs, c'est-à-dire des indicateurs biologiques spécifiques associés à certaines maladies. Ces biomarqueurs peuvent être utilisés pour diagnostiquer les maladies plus précocement, surveiller l'évolution de la maladie et évaluer l'efficacité des traitements.

- **Recherche en imagerie médicale :** Les images médicales, telles que les scanners, les IRM et les radiographies, génèrent de grandes quantités de données. L'analyse de ces images à grande échelle à l'aide de l'IA permet d'identifier automatiquement des anomalies, de faciliter le diagnostic et d'améliorer la prise en charge des patients.

- **Optimisation des essais cliniques :** L'analyse de données massives permet d'optimiser la conception et la gestion des essais cliniques. Les chercheurs peuvent identifier rapidement les populations de patients appropriées pour les essais, améliorer la sélection des participants et analyser les résultats plus efficacement.

- **Santé publique et épidémiologie :** L'analyse de données massives est essentielle pour la surveillance épidémiologique, en permettant la détection précoce des épidémies, la modélisation prédictive des maladies infectieuses et la mise en œuvre de mesures de santé publique efficaces.

En conclusion, l'analyse de données massives est une composante essentielle de la recherche médicale moderne, permettant aux chercheurs de tirer parti de l'IA et de l'apprentissage automatique pour extraire des informations précieuses à partir de vastes ensembles de données médicales. Cette approche révolutionnaire contribue à l'avancement de la médecine en permettant une compréhension plus approfondie des maladies, une personnalisation des soins et une amélioration globale des résultats pour les patients. Cependant, il est important de garantir que cette analyse est effectuée de manière responsable, éthique et conforme aux normes de confidentialité des données médicales.

Découverte de médicaments et de thérapies personnalisées

L'intelligence artificielle (IA) joue un rôle de plus en plus important dans la découverte de médicaments et le développement de thérapies personnalisées. Grâce à ses capacités d'analyse rapide et approfondie des données, l'IA accélère le processus de recherche et permet une approche plus ciblée dans le développement de traitements. Voici comment l'IA est utilisée dans la découverte de médicaments et les thérapies personnalisées :

- **Criblage virtuel de médicaments** : L'une des utilisations les plus prometteuses de l'IA dans la découverte de médicaments est le criblage virtuel. L'IA peut analyser de vastes bases de données de composés chimiques pour identifier ceux qui ont le plus de chances de se lier à une cible spécifique, comme une protéine impliquée dans une maladie. Cette approche permet d'identifier rapidement des candidats potentiels pour de nouveaux médicaments, ce qui réduit considérablement le temps et les coûts associés à la recherche de nouvelles molécules.

- **Recherche de cibles thérapeutiques** : L'IA peut être utilisée pour analyser des ensembles de données complexes, comme des données génomiques ou protéomiques, pour identifier de nouvelles cibles thérapeutiques. Cela permet de mieux comprendre les mécanismes sous-jacents des maladies et d'identifier des voies biologiques potentielles pour le développement de traitements.

- **Personnalisation des traitements :** L'IA permet de développer des thérapies personnalisées en analysant les caractéristiques individuelles des patients, telles que leur profil génétique, leurs antécédents médicaux et leurs réponses à certains traitements. En utilisant ces informations, l'IA peut recommander des traitements adaptés à chaque patient, améliorant ainsi l'efficacité des thérapies et réduisant les effets secondaires indésirables.

- **Optimisation des essais cliniques :** L'IA peut être utilisée pour optimiser la conception et la gestion des essais cliniques de nouveaux médicaments. En analysant les données des essais cliniques, l'IA peut identifier les populations de patients les plus susceptibles de bénéficier du traitement et améliorer la sélection des participants, ce qui accélère le processus de développement du médicament.

- **Détection de nouvelles utilisations de médicaments existants :** L'IA peut aider à identifier de nouvelles utilisations pour les médicaments existants en analysant de vastes ensembles de données cliniques. Par exemple, certains médicaments peuvent avoir des effets bénéfiques inattendus dans le traitement de maladies différentes de celles pour lesquelles ils ont été initialement développés.

- **Optimisation des formulations de médicaments :** L'IA peut également être utilisée pour optimiser les formulations de médicaments, en trouvant les dosages les plus efficaces et les voies d'administration appropriées pour chaque patient.

En conclusion, l'intelligence artificielle offre des opportunités passionnantes dans la découverte de médicaments et le développement de thérapies personnalisées. Grâce à l'analyse rapide et approfondie des données, l'IA permet une approche plus ciblée et plus efficace dans le développement de traitements pour les maladies. Cependant, il est important de souligner que l'IA ne remplace pas le rôle des scientifiques et des chercheurs, mais elle agit plutôt comme un outil puissant pour accélérer le processus de recherche et ouvrir de nouvelles perspectives dans la lutte contre les maladies. Une utilisation responsable de l'IA, en accord avec les normes éthiques et les réglementations, est essentielle pour garantir que ses avantages soient pleinement exploités dans le domaine de la médecine.

Collaboration homme-machine en recherche médicale

La collaboration homme-machine en recherche médicale, également appelée "intelligence augmentée", représente une approche où l'intelligence artificielle (IA) et les humains travaillent conjointement pour résoudre des problèmes complexes en médecine. Cette approche capitalise sur les avantages distincts des deux parties, permettant ainsi d'améliorer considérablement l'efficacité et la précision des processus de recherche médicale. Voici comment fonctionne cette collaboration et ses avantages :

- **Traitement des données massives :** L'IA excelle dans le traitement de grandes quantités de données médicales, mais les humains sont essentiels pour interpréter les résultats et prendre des décisions éclairées. En collaborant avec l'IA, les chercheurs peuvent exploiter sa capacité à analyser rapidement de vastes ensembles de données et à détecter des modèles complexes, tandis qu'ils peuvent apporter leur expertise pour interpréter les résultats et les mettre en contexte médical.

- **Identification de nouvelles pistes de recherche :** L'IA peut être utilisée pour identifier de nouvelles cibles thérapeutiques, des biomarqueurs pertinents et des relations complexes entre les facteurs génétiques et environnementaux et les maladies. Cette information peut ensuite être utilisée par les chercheurs humains pour concevoir des études ciblées et approfondir les recherches dans ces domaines prometteurs.

- **Optimisation des essais cliniques :** L'IA peut contribuer à l'optimisation des essais cliniques en identifiant les populations de patients les plus appropriées pour les essais, en concevant des protocoles efficaces et en surveillant les résultats. Les chercheurs humains peuvent ensuite superviser les essais, prendre des décisions éthiques et interpréter les résultats finaux.

- **Développement de médicaments et de thérapies :** L'IA peut accélérer le processus de criblage de médicaments et de découverte de thérapies en analysant de vastes bases de données de composés chimiques et de données médicales. Les chercheurs humains jouent un rôle essentiel dans la conception et la validation de ces traitements, garantissant leur sécurité et leur efficacité.

- **Médecine de précision :** L'IA permet de personnaliser les traitements en fonction des caractéristiques individuelles des patients. Les modèles prédictifs de l'IA peuvent aider à identifier les traitements les plus appropriés pour chaque patient en fonction de leur profil génétique, de leurs antécédents médicaux et de leurs réponses à certains traitements. Les professionnels de la santé peuvent ensuite affiner ces recommandations en fonction de leur expérience clinique et de leur jugement.

- **Détection précoce des maladies :** L'IA peut aider à détecter les signaux précoces de certaines maladies, ce qui permet un diagnostic plus rapide et une intervention précoce. Les chercheurs humains peuvent utiliser ces informations pour développer des programmes de dépistage ciblés et élaborer des plans de traitement appropriés.

En somme, la collaboration homme-machine en recherche médicale est une approche gagnante-gagnante qui capitalise sur les forces de chaque partie pour relever les défis complexes de la médecine. L'IA offre des outils puissants pour l'analyse de données massives, la découverte de nouvelles connaissances et l'optimisation des processus, tandis que les chercheurs humains apportent leur expertise clinique, leur jugement éthique et leur intuition pour transformer ces résultats en avancées médicales concrètes. En travaillant main dans la main, l'IA et les humains ouvrent de nouvelles perspectives dans la recherche médicale et la médecine de demain. Toutefois, il est crucial de veiller à une utilisation responsable de l'IA en garantissant la confidentialité des données médicales, en respectant les normes éthiques et en tenant compte des limites de l'IA pour assurer la sécurité et le bien-être des patients.

Forger un avenir intégré de l'IA et de l'humanité dans les soins de santé

Forger un avenir intégré de l'intelligence artificielle (IA) et de l'humanité dans les soins de santé est essentiel pour maximiser les avantages de la technologie tout en préservant l'essence même de la médecine centrée sur l'humain. Cette intégration intelligente repose sur l'idée que l'IA ne doit pas remplacer l'humain, mais plutôt agir comme un partenaire puissant et complémentaire dans la prestation des soins de santé. Voici quelques points clés pour forger cet avenir intégré :

- **Humanité au cœur des soins :** Malgré les avancées technologiques, la compassion, l'empathie et la communication humaine restent des éléments essentiels de la relation soignant-patient. L'IA peut soulager les tâches administratives et répétitives, permettant ainsi aux soignants de consacrer plus de temps à l'écoute des patients, à la création de liens et à la fourniture de soins attentionnés.

- **Formation et éducation :** Il est essentiel d'intégrer l'IA dans les programmes de formation des professionnels de la santé. Les futurs soignants doivent être formés à travailler de manière fluide avec les systèmes d'IA, à interpréter les résultats, à prendre des décisions éclairées et à maintenir un sens éthique solide dans l'utilisation de la technologie.

- **Collaboration entre l'IA et les soignants :** Les soignants doivent être impliqués dans le développement et la mise en œuvre de solutions d'IA en santé. Leurs connaissances et leurs perspectives sont essentielles pour garantir que la technologie répond aux besoins réels des patients et du personnel médical.

- **Éthique et confidentialité des données :** Un cadre éthique solide est essentiel pour guider l'utilisation de l'IA dans les soins de santé. Il est primordial de protéger la vie privée des patients et de garantir la sécurité des données médicales, tout en veillant à ce que les décisions basées sur l'IA soient transparentes, explicables et équitables.

- **Personnalisation des soins :** L'IA peut permettre une approche plus personnalisée des soins en analysant les données individuelles des patients. Cependant, il est essentiel que cette personnalisation soit guidée par la volonté et les préférences des patients, en respectant leur autonomie et leur droit à prendre des décisions éclairées.

- **Accès équitable aux soins :** L'IA peut contribuer à améliorer l'accès aux soins de santé en éliminant certaines barrières géographiques et en optimisant la gestion des ressources. Cependant, il est important de s'assurer que ces technologies profitent à tous, y compris aux populations défavorisées et sous-représentées.

- **Validation et réglementation :** Toute technologie d'IA utilisée en médecine doit être rigoureusement validée et réglementée pour garantir son efficacité et sa sécurité. Les organismes de réglementation jouent un rôle crucial dans la mise en place de normes de qualité élevées pour l'utilisation de l'IA dans les soins de santé.

En combinant l'expertise humaine et le pouvoir de l'IA, il est possible de créer un système de santé plus efficace, plus précis et plus centré sur le patient. Les soignants peuvent utiliser l'IA pour étayer leurs compétences cliniques, pour accélérer le diagnostic et le traitement, et pour fournir des soins plus personnalisés et mieux informés. L'IA peut également permettre une meilleure gestion des ressources et une utilisation plus efficace des données médicales, ouvrant la voie à une médecine plus prédictive et préventive.

Cependant, il est important de reconnaître que l'IA n'est pas une solution miracle et qu'elle doit être utilisée avec précaution. Les erreurs peuvent se produire, et l'humain doit toujours jouer un rôle de supervision et de validation. L'avenir de la santé intégrée à l'IA repose sur une utilisation responsable, éthique et réfléchie de la technologie, en gardant toujours à l'esprit que l'objectif ultime est d'améliorer la santé et le bien-être des patients tout en préservant l'essence de la relation soignant-patient.

De l'analyse des symptômes à la prescription : Comment l'IA réinvente la première ligne des soins

L'évolution de la première ligne des soins de santé

L'évolution de la première ligne des soins de santé est étroitement liée aux avancées technologiques, à l'innovation médicale et à l'évolution des besoins des patients. La première ligne des soins de santé est le point d'entrée du système de santé pour les patients, où ils rencontrent généralement des professionnels de la santé tels que les médecins généralistes, les infirmières, les pharmaciens et les autres professionnels de la santé de première ligne. Voici quelques aspects clés de l'évolution de la première ligne des soins de santé :

- **Technologie et télémédecine :** Les avancées technologiques, y compris l'intelligence artificielle et les applications mobiles de santé, ont permis de fournir des soins de santé plus efficaces et accessibles. La télémédecine permet aux patients de consulter à distance leurs professionnels de la santé, ce qui est particulièrement bénéfique pour les personnes vivant dans des zones éloignées ou ayant des difficultés de mobilité.

- **Diagnostics rapides et précis :** Les progrès dans les technologies de diagnostic ont permis d'accélérer et d'améliorer le processus de diagnostic. De nouveaux outils de dépistage, de biomarqueurs et d'imagerie médicale permettent d'identifier les problèmes de santé plus tôt, ce qui conduit à des traitements plus efficaces et des résultats améliorés.

- **Personnalisation des soins :** L'évolution de la première ligne des soins de santé inclut une approche plus personnalisée des soins, en tenant compte des caractéristiques uniques de chaque patient. Les avancées dans la génomique et la médecine de précision permettent aux professionnels de la santé de proposer des traitements adaptés aux caractéristiques génétiques et aux préférences individuelles des patients.

- **Prévention et promotion de la santé :** La première ligne des soins de santé se concentre de plus en plus sur la prévention des maladies et la promotion de la santé. Les professionnels de la santé travaillent avec les patients pour adopter un mode de vie sain, détecter les facteurs de risque et prévenir les maladies avant qu'elles ne deviennent graves.

- **Intégration des soins :** L'évolution de la première ligne des soins de santé favorise une approche intégrée et coordonnée des soins. Les professionnels de la santé collaborent entre eux et avec d'autres spécialistes pour fournir des soins complets et holistiques aux patients.

- **Empowerment des patients :** Les patients sont de plus en plus impliqués dans leur prise en charge médicale. Les professionnels de la santé encouragent les patients à participer activement à la prise de décision concernant leur santé et à jouer un rôle actif dans la gestion de leur état de santé.

- **Collaboration avec les nouvelles technologies :** Les professionnels de la santé de première ligne sont de plus en plus formés à l'utilisation des nouvelles technologies, y compris les systèmes d'IA et les outils numériques, pour améliorer leur pratique et offrir des soins plus efficaces.

- **Accès amélioré aux soins :** L'évolution de la première ligne des soins de santé vise à améliorer l'accès aux soins pour tous les patients, en mettant l'accent sur l'équité et la couverture universelle.

En somme, l'évolution de la première ligne des soins de santé vise à fournir des soins plus efficaces, personnalisés, préventifs et accessibles pour les patients. Les avancées technologiques, la personnalisation des soins, la prévention des maladies et l'implication des patients sont autant de facteurs qui contribuent à cette évolution positive. En restant à l'avant-garde des innovations médicales et en adoptant une approche centrée sur le patient, la première ligne des soins de santé continuera de jouer un rôle crucial dans l'amélioration de la santé des individus et des communautés.

IA pour l'analyse des symptômes

L'utilisation de l'intelligence artificielle (IA) pour l'analyse des symptômes est l'une des avancées les plus prometteuses dans le domaine des soins de santé. L'IA peut jouer un rôle essentiel dans l'évaluation rapide et précise des symptômes, ce qui permet aux professionnels de la santé de poser des diagnostics plus précoces et de proposer des traitements adaptés aux besoins individuels des patients. Voici comment l'IA est utilisée pour l'analyse des symptômes :

- **Analyse des données massives :** L'IA est capable d'analyser d'énormes quantités de données médicales provenant de diverses sources, telles que les dossiers électroniques de santé, les publications médicales, les études cliniques, et même les données génomiques. Cela permet aux systèmes d'IA d'identifier des corrélations et des modèles qui seraient difficiles à détecter par les humains seuls.

- **Apprentissage automatique :** L'IA utilise des algorithmes d'apprentissage automatique pour apprendre à partir des données et améliorer continuellement ses performances. Au fur et à mesure que l'IA reçoit plus de données, elle devient plus précise dans l'analyse des symptômes et des diagnostics.

- **Prédiction des diagnostics :** En analysant les symptômes, les antécédents médicaux et d'autres données pertinentes, l'IA peut fournir des évaluations diagnostiques probables. Cela aide les professionnels de la santé à établir des plans de traitement plus rapidement et de manière plus ciblée.

- **Dépistage précoce des maladies :** L'IA peut aider à détecter les symptômes subtils qui pourraient indiquer une maladie en développement, même avant l'apparition des symptômes évidents. Cela ouvre la voie à des interventions préventives plus précoces pour améliorer les résultats de santé.

- **Aide à la décision clinique :** L'IA peut servir de support aux professionnels de la santé en fournissant des informations complémentaires sur les symptômes et en proposant des options de traitement en fonction des meilleures pratiques médicales actuelles.

- **Triage des urgences :** Dans les situations d'urgence médicale, l'IA peut aider à trier les patients en fonction de la gravité de leurs symptômes, ce qui permet de prioriser les cas les plus critiques et de réduire les temps d'attente.

- **Suivi et gestion des maladies chroniques :** L'IA peut surveiller en continu les symptômes des patients atteints de maladies chroniques et alerter les professionnels de la santé en cas de changements significatifs, ce qui permet une gestion proactive de la maladie.

- **Amélioration de la recherche médicale :** L'IA peut être utilisée pour analyser des données cliniques et génomiques à grande échelle afin d'identifier de nouveaux liens entre les symptômes, les maladies et les réponses aux traitements. Cela ouvre la voie à de nouvelles découvertes médicales et à une médecine plus personnalisée.

Il est important de noter que l'IA pour l'analyse des symptômes est conçue pour compléter le jugement clinique des professionnels de la santé et non pour le remplacer. Les systèmes d'IA sont des outils puissants, mais ils doivent être utilisés de manière responsable et éthique pour garantir des résultats optimaux et la sécurité des patients. En combinaison avec l'expertise humaine, l'IA peut révolutionner la façon dont les symptômes sont évalués, diagnostiqués et traités, conduisant à des soins de santé plus efficaces et plus personnalisés.

Diagnostic assisté par l'IA

Le diagnostic assisté par l'intelligence artificielle (IA) est une approche qui combine l'expertise clinique des professionnels de la santé avec la puissance de l'IA pour améliorer la précision et la rapidité des diagnostics médicaux. L'objectif est de fournir une évaluation diagnostique plus précise en utilisant des algorithmes d'apprentissage automatique pour analyser les données médicales et proposer des évaluations diagnostiques probables.

Voici comment fonctionne le diagnostic assisté par l'IA :

- **Collecte des données médicales :** Les professionnels de la santé recueillent des données médicales pertinentes, telles que les symptômes du patient, les antécédents médicaux, les résultats des examens médicaux, les analyses de laboratoire, les images médicales, etc.

- **Intégration des données dans le système d'IA :** Les données médicales sont intégrées dans le système d'IA, qui utilise des algorithmes d'apprentissage automatique pour analyser les informations et détecter les modèles et les corrélations.

- **Analyse des données et proposition de diagnostics :** L'IA analyse les données en utilisant des modèles prédictifs développés à partir d'un grand nombre de cas médicaux similaires. Sur la base de cette analyse, l'IA propose des évaluations diagnostiques probables qui aident les professionnels de la santé à orienter leurs recherches et leurs investigations.

- **Prise de décision partagée :** Les professionnels de la santé utilisent les évaluations diagnostiques proposées par l'IA comme une ressource complémentaire dans leur processus de prise de décision clinique. Ils discutent des options de diagnostic avec les patients et prennent des

181

décisions éclairées en fonction de l'expertise clinique et des informations fournies par l'IA.

- **Amélioration continue :** Le système d'IA s'améliore continuellement à mesure qu'il reçoit plus de données et de retours d'information des professionnels de la santé. Plus il est utilisé, plus l'IA peut affiner ses modèles prédictifs et devenir plus précise dans ses évaluations diagnostiques.

Le diagnostic assisté par l'IA présente plusieurs avantages importants :
- **Précision accrue :** L'IA peut aider à détecter des relations subtiles entre les symptômes, les antécédents médicaux et les diagnostics, améliorant ainsi la précision des évaluations diagnostiques.

- **Rapidité :** L'IA peut analyser de grandes quantités de données en un temps très court, ce qui permet une évaluation diagnostique plus rapide et efficace.

- **Accès à l'expertise :** Dans certaines régions où l'accès aux spécialistes médicaux est limité, le diagnostic assisté par l'IA peut fournir aux professionnels de la santé un accès rapide à l'expertise et aux connaissances médicales avancées.

- **Prise en charge personnalisée :** L'IA peut aider à identifier des caractéristiques individuelles uniques chez les patients, permettant ainsi une prise en charge médicale plus personnalisée et adaptée à leurs besoins spécifiques.

Cependant, il est essentiel de noter que le diagnostic assisté par l'IA ne remplace pas l'expertise et l'expérience clinique des professionnels de la santé. C'est plutôt un outil complémentaire conçu pour améliorer la prise de décision clinique et fournir des évaluations diagnostiques probables pour soutenir le travail des médecins et des autres professionnels de la santé. Une utilisation responsable et éthique de l'IA dans le diagnostic est essentielle pour garantir des soins de haute qualité et la sécurité des patients.

Prédiction de la progression des maladies

La prédiction de la progression des maladies est un domaine de recherche médicale où l'intelligence artificielle (IA) joue un rôle crucial. L'objectif est d'utiliser des modèles d'IA sophistiqués pour anticiper l'évolution d'une maladie chez un patient, en fonction de ses caractéristiques individuelles, de ses antécédents médicaux et d'autres facteurs pertinents. Cette approche offre plusieurs avantages pour la prise en charge des patients et la planification des soins de santé.

Voici comment fonctionne la prédiction de la progression des maladies grâce à l'IA :

- **Collecte de données :** Les données médicales du patient, telles que les résultats des tests de laboratoire, les images médicales, les antécédents médicaux et les symptômes, sont collectées et utilisées comme entrée pour les modèles d'IA.

- **Modélisation prédictive :** Les modèles d'IA, basés sur l'apprentissage automatique, sont entraînés à partir d'un grand ensemble de données de patients pour identifier des motifs et des facteurs de risque associés à la progression de la maladie. Plus le modèle reçoit de données, plus il devient précis dans ses prédictions.

- **Identification des facteurs de risque :** Les modèles d'IA identifient les facteurs de risque spécifiques qui sont liés à une progression plus rapide ou plus lente de la maladie chez le patient. Ces facteurs peuvent inclure des biomarqueurs spécifiques, des niveaux de certains marqueurs biologiques, des comportements de santé, etc.

- **Prévisions de la progression :** Une fois le modèle d'IA formé, il est utilisé pour faire des prévisions concernant la progression future de la maladie chez le patient. Cela peut inclure des estimations de l'évolution des symptômes, des complications possibles et de l'efficacité prévue du traitement.

- **Planification des soins :** Les prédictions de la progression des maladies aident les professionnels de la santé à planifier les soins de manière proactive. Ils peuvent élaborer des plans de traitement personnalisés en fonction des prévisions, ce qui permet une gestion plus efficace de la maladie.

Les domaines d'application de la prédiction de la progression des maladies sont variés et incluent des maladies chroniques telles que le diabète, les maladies cardiaques, le cancer, la maladie d'Alzheimer, la sclérose en plaques, entre autres. Voici quelques avantages importants de l'utilisation de l'IA pour prédire la progression des maladies :

- **Détection précoce des complications :** La prédiction de la progression des maladies permet de détecter plus précocement les complications potentielles chez les patients, ce qui facilite une intervention préventive.

- **Personnalisation des traitements :** Les prédictions de progression aident à personnaliser les traitements en fonction des caractéristiques individuelles du patient, ce qui peut améliorer l'efficacité du traitement.

- **Gestion des ressources :** Les prévisions de la progression des maladies aident à planifier l'utilisation des ressources de santé de manière plus efficace, en identifiant les patients qui pourraient avoir besoin de soins plus intensifs.

- **Meilleure communication avec les patients :** Les prédictions de progression peuvent aider les professionnels de la santé à communiquer plus efficacement avec les patients sur leur état de santé et les options de traitement.

- **Avancées dans la recherche :** L'utilisation de l'IA pour prédire la progression des maladies peut également contribuer à l'avancement de la recherche médicale en identifiant de nouveaux facteurs de risque et en ouvrant de nouvelles voies de recherche.

Cependant, il est important de noter que la prédiction de la progression des maladies est encore un domaine en développement, et certaines limites doivent être prises en compte. Les modèles d'IA ne sont pas infaillibles et peuvent être influencés par des biais dans les données d'entraînement. De plus, la complexité des maladies et l'interconnectivité de nombreux facteurs peuvent rendre la prédiction de la progression difficile. Il est donc essentiel d'utiliser l'IA de manière responsable et de combiner les prévisions avec l'expertise clinique pour prendre des décisions éclairées en matière de soins de santé.

Prescription et suivi personnalisés

La prescription et le suivi personnalisés grâce à l'intelligence artificielle (IA) représentent une avancée majeure dans le domaine des soins de santé. Cette approche vise à proposer des traitements médicaux adaptés aux caractéristiques individuelles de chaque patient, en utilisant des algorithmes d'apprentissage automatique pour analyser les données médicales et générer des recommandations de traitement sur mesure. Voici comment fonctionne la prescription et le suivi personnalisés avec l'aide de l'IA :

- **Collecte de données médicales :** Les professionnels de la santé recueillent des données médicales détaillées sur le patient, telles que ses antécédents médicaux, ses symptômes, ses résultats de tests de laboratoire, ses images médicales, son profil génétique, son mode de vie et d'autres facteurs pertinents.

- **Analyse des données :** Les données médicales du patient sont analysées par des modèles d'IA alimentés par des algorithmes d'apprentissage automatique. Ces modèles examinent les caractéristiques individuelles du patient et les comparent à de vastes ensembles de données de patients similaires pour détecter des modèles et des corrélations.

- **Recommandations de traitement :** Sur la base des résultats de l'analyse, l'IA génère des recommandations de traitement personnalisées pour le patient. Ces recommandations peuvent inclure des choix de médicaments spécifiques, des dosages, des durées de traitement et des thérapies complémentaires adaptées aux besoins uniques du patient.

- **Suivi continu :** Une fois le traitement prescrit, l'IA peut être utilisée pour suivre en continu les progrès du patient. Les données de suivi, telles que les réponses au traitement, les effets secondaires, les changements de symptômes et autres informations, sont intégrées dans le système d'IA pour ajuster les recommandations de traitement au fil du temps.

- **Réévaluation et amélioration :** À mesure que de nouvelles données sont collectées et que le patient progresse dans son traitement, l'IA réévalue régulièrement les recommandations pour s'assurer qu'elles sont toujours adaptées aux besoins du patient. L'IA s'améliore continuellement à mesure qu'elle reçoit plus de données et de retours d'information.

Les avantages de la prescription et du suivi personnalisés grâce à l'IA sont nombreux :

- **Traitement adapté :** Les traitements personnalisés répondent aux caractéristiques spécifiques de chaque patient, augmentant ainsi leur efficacité et leur sécurité.

- **Réduction des erreurs :** L'IA peut aider à éviter les erreurs de prescription dues à des interactions médicamenteuses potentiellement dangereuses ou à des dosages inappropriés.

- **Gestion des maladies chroniques :** Pour les patients atteints de maladies chroniques, l'IA peut surveiller en continu leur état de santé et ajuster les traitements en fonction de leur évolution.

- **Optimisation des résultats :** Les traitements personnalisés visent à optimiser les résultats cliniques et à améliorer la qualité de vie du patient.

- **Prévention des récidives :** En identifiant les facteurs de risque individuels, l'IA peut aider à prévenir les récidives de maladies ou de complications.

Cependant, il est important de noter que la prescription et le suivi personnalisés avec l'aide de l'IA ne remplacent pas l'expertise et l'expérience clinique des professionnels de la santé. L'IA est conçue pour compléter leur jugement et leurs connaissances, et non pour les remplacer. Une collaboration étroite entre les professionnels de la santé et l'IA est essentielle pour garantir des soins de haute qualité et pour prendre des décisions éclairées en matière de traitement. Par conséquent, une utilisation responsable et éthique de l'IA est essentielle pour maximiser ses avantages dans le domaine de la prescription et du suivi personnalisés.

Télémédecine et assistance virtuelle

La télémédecine et l'assistance virtuelle sont des domaines en pleine expansion dans le domaine des soins de santé, rendus possibles grâce aux progrès de l'intelligence artificielle (IA) et de la technologie de communication. Ces approches révolutionnaires permettent aux professionnels de la santé de fournir des soins et des conseils médicaux à distance, en utilisant des plateformes virtuelles et des systèmes d'IA sophistiqués. Voici comment la télémédecine et l'assistance virtuelle fonctionnent :

1. Télémédecine :
La télémédecine consiste à fournir des services de soins de santé à distance à l'aide de technologies de

communication, comme les appels vidéo, les messageries sécurisées ou les applications mobiles. L'IA joue un rôle essentiel dans la télémédecine en améliorant la communication entre les professionnels de la santé et les patients, en facilitant le partage de données médicales et en fournissant des analyses en temps réel.

- **Consultations virtuelles :** Les patients peuvent consulter des médecins ou des spécialistes à distance grâce à des consultations virtuelles en utilisant des plateformes sécurisées de vidéoconférence. L'IA peut faciliter la mise en relation entre le patient et le professionnel de la santé approprié en fonction des symptômes et des antécédents médicaux du patient.

- **Suivi médical à distance :** Les patients atteints de maladies chroniques peuvent bénéficier d'un suivi médical régulier sans avoir à se déplacer fréquemment. L'IA peut aider à surveiller en continu les données de santé des patients et à alerter les professionnels de la santé en cas de changements significatifs.

- **Diagnostic à distance :** Dans certaines régions éloignées ou sous-desservies, la télémédecine peut permettre aux patients d'accéder à des services de diagnostic spécialisés sans quitter leur région géographique. L'IA peut soutenir les diagnostics à distance en analysant les images médicales ou en fournissant des évaluations diagnostiques probables.

2. Assistance virtuelle :

Les assistants virtuels alimentés par l'IA jouent également un rôle important dans les soins de santé en fournissant une assistance automatisée et personnalisée aux patients et aux professionnels de la santé.

- **Réponses aux questions des patients :** Les assistants virtuels peuvent fournir des réponses aux questions courantes des patients sur les symptômes, les médicaments, les procédures médicales, etc. Cela permet aux patients d'obtenir des informations rapidement et de manière personnalisée.

- **Gestion des rendez-vous :** Les assistants virtuels peuvent gérer les rendez-vous médicaux, envoyer des rappels aux patients, et faciliter la planification des visites médicales.

- **Éducation des patients :** Les assistants virtuels peuvent fournir des informations éducatives sur les maladies, les traitements, les changements de mode de vie et autres aspects liés à la santé. Cela aide à responsabiliser les patients et à améliorer la compréhension de leur propre santé.

- **Analyse de données médicales :** Les assistants virtuels peuvent analyser les données médicales des patients et fournir des recommandations aux professionnels de la santé pour des plans de traitement personnalisés.

La télémédecine et l'assistance virtuelle offrent de nombreux avantages :
- **Accessibilité :** La télémédecine élargit l'accès aux soins de santé, en particulier dans les régions éloignées ou sous-desservies, et pour les patients à mobilité réduite.

- **Efficacité :** Les consultations virtuelles et l'assistance automatisée permettent d'optimiser l'utilisation du temps des professionnels de la santé et de réduire les temps d'attente pour les patients.

190

- **Réduction des coûts :** La télémédecine peut réduire les coûts liés aux déplacements des patients et aux infrastructures médicales.

- **Prise en charge continue :** L'assistance virtuelle permet un suivi continu des patients et une gestion proactive des maladies chroniques.

- **Sauvetage de vies :** Dans les situations d'urgence médicale, la télémédecine peut fournir un accès rapide aux soins et aux conseils médicaux, potentiellement sauver des vies.

Cependant, il est important de reconnaître que la télémédecine et l'assistance virtuelle ne peuvent pas remplacer complètement les soins de santé traditionnels et les interactions en personne avec les professionnels de la santé. Ils sont conçus pour compléter et améliorer l'accès aux soins, tout en préservant l'importance de la relation soignant-patient. Par conséquent, une utilisation responsable de ces technologies et une approche équilibrée sont essentielles pour garantir des soins de santé de haute qualité et une expérience positive pour les patients.

Avantages et défis de l'IA dans la première ligne des soins

L'intelligence artificielle (IA) apporte de nombreux avantages à la première ligne des soins de santé, qui regroupe les professionnels de la santé qui ont le premier contact direct avec les patients. Voici certains des avantages clés de l'utilisation de l'IA dans ce contexte :

1. Accès rapide à l'information médicale : L'IA peut fournir des informations médicales instantanées aux professionnels de la santé, ce qui leur permet de prendre des décisions éclairées en temps réel. Les systèmes d'IA peuvent accéder à des bases de données volumineuses et mettre à jour les connaissances médicales en continu.

2. Diagnostic assisté par l'IA : L'IA peut aider les professionnels de la santé à poser des diagnostics plus précis en analysant des données médicales complexes, telles que des images médicales, des résultats de tests et des antécédents médicaux. Cela peut accélérer le processus de diagnostic et améliorer la précision.

3. Planification de traitement personnalisée : En analysant les données spécifiques du patient, l'IA peut élaborer des plans de traitement personnalisés en fonction des caractéristiques individuelles de chaque patient, ce qui améliore l'efficacité des soins.

4. Suivi des patients à distance : L'IA permet le suivi continu des patients à distance, ce qui est particulièrement utile pour les patients atteints de maladies chroniques ou en convalescence. Les systèmes d'IA peuvent alerter les professionnels de la santé en cas de changements importants dans l'état de santé du patient, permettant ainsi une intervention rapide.

5. Optimisation des flux de travail : L'IA peut automatiser certaines tâches administratives et répétitives, ce qui permet aux professionnels de la santé de se concentrer davantage sur les soins cliniques et de réduire leur charge de travail administrative.

Cependant, l'utilisation de l'IA dans la première ligne des soins de santé présente également certains défis :

1. Intégration dans les pratiques existantes : L'intégration de l'IA dans les systèmes de soins de santé existants peut être complexe et exige une collaboration étroite entre les professionnels de la santé et les experts en technologie.

2. Biais et équité : Les modèles d'IA peuvent être sujets à des biais, en fonction des données sur lesquelles ils sont formés. Il est essentiel de s'assurer que les modèles sont équitables et ne favorisent pas certains groupes de patients au détriment d'autres.

3. Confidentialité et sécurité des données : L'utilisation de l'IA implique la collecte et le partage de grandes quantités de données médicales sensibles. Il est crucial de garantir la confidentialité et la sécurité de ces données pour protéger la vie privée des patients.

4. Responsabilité et redevabilité : Lorsque des décisions médicales importantes sont prises en fonction des recommandations de l'IA, il est essentiel de déterminer la responsabilité en cas d'erreurs ou de résultats indésirables.

5. Formation et compétences : Les professionnels de la santé doivent être formés à l'utilisation de l'IA et développer des compétences spécifiques pour tirer pleinement parti de ces technologles.

En résumé, l'IA offre de nombreuses possibilités passionnantes pour améliorer la première ligne des soins de santé en permettant des diagnostics plus précis, des traitements personnalisés et un suivi continu des patients. Cependant, il est essentiel de relever les défis liés à l'intégration, à l'équité et à la confidentialité pour s'assurer que l'IA est utilisée de manière responsable et bénéfique pour les patients et les professionnels de la santé. Une approche éthique et réfléchie est primordiale pour maximiser les avantages de l'IA tout en minimisant les risques potentiels.

Renforcement de la relation médecin-patient

L'intégration de l'intelligence artificielle (IA) dans la pratique médicale peut en réalité renforcer la relation médecin-patient plutôt que de la compromettre. Bien que l'IA puisse sembler impersonnelle, elle offre en réalité de nombreux avantages qui améliorent la communication et la qualité des soins entre les médecins et leurs patients. Voici comment l'IA peut renforcer la relation médecin-patient :

1. Temps de consultation plus efficace : En utilisant l'IA pour trier et analyser les données médicales avant la consultation, les médecins peuvent consacrer plus de temps à l'interaction directe avec les patients. Cela permet d'établir une connexion plus profonde et d'aborder les préoccupations du patient de manière plus approfondie.

2. Prise de décision éclairée : L'IA fournit aux médecins des informations pertinentes et des recommandations basées sur des données probantes, ce qui les aide à prendre des décisions plus éclairées concernant le diagnostic et le plan de traitement. Les patients ont plus de confiance dans les décisions de leur médecin lorsque celles-ci sont étayées par des preuves et des analyses approfondies.

3. Traitements personnalisés : Grâce à l'IA, les médecins peuvent élaborer des plans de traitement personnalisés en fonction des caractéristiques uniques de chaque patient. Cela montre aux patients que leurs besoins individuels sont pris en compte, renforçant ainsi la relation de confiance avec leur médecin.

4. Suivi continu des patients : L'IA permet un suivi continu des patients à distance, ce qui renforce la relation médecin-patient en assurant une gestion proactive des maladies chroniques et en garantissant que le patient se sent soutenu tout au long de son parcours de soins.

5. Amélioration de la communication : L'utilisation d'assistants virtuels ou de chatbots peut permettre aux patients de poser des questions et d'obtenir des informations médicales à tout moment, améliorant ainsi la communication et l'accès à des soins personnalisés.

6. Autonomie du patient : L'IA peut fournir aux patients des informations médicales et des ressources éducatives, leur permettant de mieux comprendre leur état de santé et de participer activement à leur propre prise en charge. Cela renforce l'autonomie des patients et encourage une relation plus collaborative avec leur médecin.

7. Surveillance à domicile : L'IA peut permettre aux patients de surveiller leur santé à domicile grâce à des dispositifs connectés et des applications mobiles. Les médecins peuvent suivre les progrès des patients à distance, améliorant ainsi leur suivi et leur engagement dans les soins.

Cependant, il est essentiel de noter que l'IA ne peut jamais remplacer complètement la relation médecin-patient humaine. L'aspect humain, l'empathie et la communication chaleureuse restent irremplaçables dans le domaine des soins de santé. L'IA doit être utilisée de manière responsable et éthique pour compléter et améliorer la relation médecin-patient, et non pour la remplacer.

En conclusion, l'intégration de l'IA dans la pratique médicale peut renforcer la relation médecin-patient en améliorant la communication, en fournissant des informations médicales éclairées et en permettant des soins personnalisés. L'IA offre de nouvelles opportunités pour améliorer l'efficacité des soins tout en plaçant les patients au cœur du processus décisionnel, renforçant ainsi la confiance et la collaboration entre les professionnels de la santé et leurs patients.

Formation et compétences des professionnels de la santé

Avec l'intégration croissante de l'intelligence artificielle (IA) dans les soins de santé, la formation et les compétences des professionnels de la santé deviennent essentielles pour tirer pleinement parti de ces nouvelles technologies. Voici quelques aspects importants liés à la formation des professionnels de la santé dans le contexte de l'IA :

1. Formation technique : Les professionnels de la santé doivent acquérir des compétences techniques pour utiliser efficacement les systèmes d'IA et interpréter correctement les résultats. Cela comprend l'apprentissage de l'utilisation des logiciels d'IA, la compréhension des algorithmes d'apprentissage automatique, et la capacité d'interagir avec les outils d'IA pour obtenir des informations pertinentes sur les patients.

2. Formation éthique : La formation éthique est cruciale pour s'assurer que les professionnels de la santé utilisent l'IA de manière responsable et équitable. Ils doivent être conscients des défis éthiques liés à l'utilisation de l'IA dans les soins de santé, tels que la confidentialité des données, le biais algorithmique, la responsabilité en cas d'erreur et la prise de décision éclairée.

3. Adaptabilité au changement : L'intégration de l'IA dans les soins de santé représente un changement majeur dans les pratiques médicales. Les professionnels de la santé doivent être prêts à s'adapter aux nouvelles technologies et aux méthodes de travail émergentes.

4. Formation continue : Compte tenu de l'évolution rapide de l'IA et de ses applications dans le domaine de la santé, une formation continue est essentielle pour maintenir les compétences des professionnels de la santé à jour. Cela

196

leur permet de rester informés des dernières avancées technologiques et des meilleures pratiques dans le domaine de l'IA en santé.

5. Collaboration interdisciplinaire : L'IA dans les soins de santé implique souvent une collaboration entre les professionnels de la santé et les experts en technologie. Il est important que les professionnels de la santé développent des compétences de collaboration interdisciplinaire pour travailler efficacement avec les spécialistes de l'IA et créer une synergie entre leurs domaines d'expertise.

6. Compétences en communication : Même avec l'utilisation de l'IA, la communication reste un élément essentiel des soins de santé. Les professionnels de la santé doivent être en mesure de communiquer efficacement avec leurs patients pour établir une relation de confiance et les impliquer activement dans leur prise en charge.

7. Développement d'une pensée critique : Les professionnels de la santé doivent être en mesure de comprendre les résultats fournis par l'IA de manière critique, en vérifiant leur exactitude et en prenant en compte les facteurs contextuels pour éviter les erreurs de diagnostic ou de traitement.
La formation des professionnels de la santé dans le domaine de l'IA devrait commencer dès les études de base en médecine, en soins infirmiers et dans d'autres disciplines de santé. Les programmes de formation continue et les ateliers de développement professionnel peuvent également être mis en place pour les professionnels de la santé en exercice. Les établissements de santé et les organisations professionnelles ont un rôle crucial à jouer en facilitant la formation et en fournissant des ressources éducatives pour soutenir les professionnels

de la santé dans leur transition vers une utilisation efficace et éthique de l'IA dans leur pratique clinique.

L'avenir de la première ligne des soins grâce à l'IA

L'avenir de la première ligne des soins de santé est indéniablement lié à l'intelligence artificielle (IA). Les avancées rapides dans le domaine de l'IA offrent des perspectives passionnantes pour améliorer les soins, accroître l'efficacité des pratiques médicales et renforcer la relation entre les professionnels de la santé et les patients. Voici comment l'IA pourrait transformer l'avenir de la première ligne des soins de santé :

1. **Diagnostic précoce et précis :** L'IA continuera de jouer un rôle crucial dans l'amélioration du diagnostic précoce et précis des maladies. Grâce à l'analyse avancée des données médicales, des images et des symptômes, les systèmes d'IA seront capables de détecter les signes subtils de maladies avant même que les symptômes ne deviennent évidents.

2. **Personnalisation des traitements :** L'IA permettra d'élaborer des plans de traitement personnalisés pour chaque patient, en prenant en compte leurs caractéristiques individuelles, leurs préférences et leur génétique. Les traitements pourront être adaptés de manière précise pour maximiser l'efficacité et minimiser les effets secondaires.

3. **Assistance virtuelle pour les professionnels de la santé :** Les assistants virtuels et les chatbots continueront de soutenir les professionnels de la santé en répondant aux questions des patients, en fournissant des informations médicales, et en gérant les rendez-vous. Cela

permettra aux médecins et aux infirmiers de se concentrer davantage sur les soins cliniques.

4. Télémédecine généralisée : La télémédecine deviendra une partie intégrante des soins de santé, permettant aux patients de consulter leurs médecins à distance pour des consultations, des suivis médicaux et des prescriptions, améliorant ainsi l'accessibilité aux soins.

5. Prise en charge proactive des maladies chroniques : Les systèmes d'IA permettront aux professionnels de la santé de surveiller en continu les patients atteints de maladies chroniques et de détecter rapidement tout signe de détérioration, ce qui permettra une prise en charge précoce et proactive.

6. Collaboration homme-machine : L'IA travaillera en étroite collaboration avec les professionnels de la santé pour fournir des recommandations et des informations pertinentes, permettant aux médecins, infirmiers et autres professionnels de prendre des décisions éclairées et d'offrir des soins de haute qualité.

7. Dépistage préventif : L'IA sera utilisée pour effectuer des analyses prédictives afin de repérer les facteurs de risque chez les patients et d'identifier ceux qui pourraient bénéficier d'un dépistage préventif pour des maladies potentielles.

8. Formation continue et spécialisation : L'IA ouvrira de nouvelles opportunités pour la formation continue et la spécialisation des professionnels de la santé. Ils pourront acquérir des compétences supplémentaires pour utiliser efficacement les technologies d'IA dans leur pratique clinique.

Cependant, il est important de noter que malgré les nombreuses avancées de l'IA, la dimension humaine restera cruciale dans les soins de santé. Les patients ont besoin de compassion, d'empathie et d'une relation de confiance avec leurs professionnels de la santé. L'IA doit être utilisée de manière responsable pour compléter et améliorer les soins de santé, tout en maintenant le bien-être du patient au cœur des préoccupations.

En résumé, l'avenir de la première ligne des soins de santé sera façonné par l'intégration de l'IA, ce qui permettra des diagnostics et des traitements plus précis, une meilleure gestion des maladies chroniques, et une amélioration globale de l'efficacité des soins. Pour saisir pleinement les avantages de l'IA, il est essentiel de former et de préparer les professionnels de la santé à utiliser cette technologie de manière responsable et éthique, tout en maintenant l'importance de la relation médecin-patient et l'aspect humain des soins de santé.

L'IA dans les soins palliatifs : Réconfort technologique et soutien humain

Introduction aux soins palliatifs et à l'IA

Les soins palliatifs sont une approche globale des soins de santé qui vise à améliorer la qualité de vie des patients atteints de maladies graves, en se concentrant sur le soulagement de la douleur, des symptômes et des souffrances émotionnelles. L'introduction de l'intelligence artificielle (IA) dans les soins palliatifs offre de nouvelles perspectives pour améliorer la prise en charge des patients en fin de vie et soutenir leurs familles. Voici comment l'IA pourrait être intégrée dans le domaine des soins palliatifs :

1. **Gestion des symptômes :** L'IA peut être utilisée pour suivre en temps réel les symptômes des patients en fin de vie, comme la douleur, la nausée ou la fatigue. Les capteurs portables et les dispositifs connectés permettent de recueillir des données précieuses, ce qui aide les professionnels de la santé à ajuster les traitements pour un soulagement optimal des symptômes.

2. **Prédiction des besoins du patient :** Grâce à l'analyse des données médicales et des antécédents du patient, l'IA peut anticiper les besoins futurs du patient en matière de soins palliatifs. Cela permet une planification proactive des interventions et une meilleure prise en charge des patients.

3. **Aide à la communication :** L'IA peut fournir des ressources éducatives et des informations médicales aux patients et à leurs familles, les aidant à mieux comprendre la maladie et les options de traitement disponibles. Des chatbots ou des assistants virtuels peuvent également être

utilisés pour répondre aux questions des patients et de leurs proches, offrant un soutien continu tout au long du processus de soins palliatifs.

4. Soutien émotionnel : L'IA peut fournir un soutien émotionnel aux patients et à leurs familles en leur proposant des ressources d'aide psychologique, des techniques de gestion du stress et des services de counseling adaptés à leurs besoins spécifiques.

5. Planification avancée des directives médicales : L'IA peut aider les patients à élaborer des directives médicales anticipées en fonction de leurs valeurs et de leurs préférences. Cela garantit que les patients reçoivent des soins conformes à leurs souhaits, même lorsque leur capacité à prendre des décisions est altérée.

6. Optimisation de l'utilisation des ressources : L'IA peut contribuer à optimiser l'utilisation des ressources en affectant efficacement le personnel et en coordonnant les services de soins palliatifs pour répondre aux besoins croissants des patients en fin de vie.

7. Suivi et évaluation des soins : L'IA peut être utilisée pour évaluer l'efficacité des soins palliatifs et identifier les domaines qui nécessitent une amélioration. Cela permet d'optimiser continuellement les pratiques cliniques et d'améliorer la qualité des soins.

Cependant, il est important de noter que l'IA ne peut jamais remplacer la dimension humaine des soins palliatifs. Le rôle essentiel des professionnels de la santé, des infirmiers et du personnel de soutien dans la communication empathique, l'écoute active et le soutien émotionnel des patients en fin de vie et de leurs familles ne peut être remplacé par la technologie.

En conclusion, l'introduction de l'IA dans les soins palliatifs offre des avantages importants pour améliorer la prise en charge des patients en fin de vie. L'IA peut contribuer à une gestion plus efficace des symptômes, à une meilleure communication et à un soutien émotionnel pour les patients et leurs familles. Cependant, il est crucial de maintenir l'importance de la relation humaine et de la compassion dans la prestation des soins palliatifs, en utilisant l'IA de manière complémentaire pour optimiser la qualité des soins et améliorer l'expérience globale des patients en fin de vie.

Soulagement de la douleur et des symptômes

L'intelligence artificielle (IA) offre des possibilités prometteuses pour le soulagement de la douleur et des symptômes dans le contexte des soins de santé, y compris les soins palliatifs. Voici comment l'IA peut contribuer à améliorer le soulagement de la douleur et des symptômes :

1. Suivi en temps réel : L'IA peut permettre un suivi en temps réel des symptômes des patients grâce à l'utilisation de capteurs portables et d'appareils médicaux connectés. Ces données sont ensuite analysées pour fournir des informations précieuses sur l'évolution de la douleur et des autres symptômes, permettant aux professionnels de la santé d'ajuster rapidement le plan de traitement en fonction des besoins du patient.

2. Détection précoce : L'IA peut détecter les signes précoces de douleur ou de symptômes émergents qui pourraient être négligés par le patient ou passés inaperçus lors des visites médicales traditionnelles. Cela permet une intervention précoce et proactive pour soulager l'inconfort avant qu'il ne s'aggrave.

3. Analgésie personnalisée : Grâce à l'IA, les professionnels de la santé peuvent concevoir des approches de gestion de la douleur personnalisées pour chaque patient, en prenant en compte les caractéristiques individuelles, les antécédents médicaux, les réponses aux traitements antérieurs et d'autres facteurs influençant la sensibilité à la douleur.

4. Optimisation des traitements : L'IA peut être utilisée pour analyser de vastes ensembles de données cliniques et de recherche afin d'identifier les traitements les plus efficaces pour certaines conditions ou symptômes. Cela permet de prendre des décisions de traitement basées sur des preuves probantes et d'offrir aux patients les meilleures options disponibles pour soulager leurs symptômes.

5. Prédiction des crises : Pour certaines maladies chroniques ou conditions, l'IA peut anticiper la survenue de crises ou d'épisodes aigus, comme des crises de douleur chez les patients atteints de certaines maladies chroniques. Cela permet aux professionnels de la santé d'être mieux préparés à réagir rapidement et à soulager la douleur des patients dès que possible.

6. Gestion de la polypharmacie : L'IA peut aider à gérer les interactions médicamenteuses potentiellement dangereuses ou à optimiser les dosages des médicaments pour minimiser les effets secondaires indésirables, contribuant ainsi à améliorer le confort des patients tout en minimisant les risques.

7. Intervention non pharmacologique : L'IA peut également soutenir l'utilisation d'interventions non pharmacologiques, telles que la thérapie par la musique, la réalité virtuelle ou la thérapie cognitivo-comportementale, pour soulager la douleur et les symptômes chez certains patients.

Il est important de souligner que bien que l'IA puisse offrir de nombreux avantages pour le soulagement de la douleur et des symptômes, elle ne doit jamais remplacer la relation entre le professionnel de la santé et le patient. La communication empathique et l'écoute attentive restent des éléments essentiels pour comprendre pleinement l'expérience du patient et adapter les soins en conséquence.

En résumé, l'intelligence artificielle offre des possibilités d'améliorer le soulagement de la douleur et des symptômes grâce à une surveillance en temps réel, une détection précoce, une personnalisation des traitements, et une optimisation des interventions. L'utilisation judicieuse de l'IA, associée à l'expertise et à la compassion des professionnels de la santé, peut contribuer à améliorer considérablement la qualité de vie des patients, en particulier dans le contexte des soins palliatifs et des maladies chroniques.

Personnalisation des soins et des communications

L'intelligence artificielle (IA) ouvre des possibilités passionnantes pour la personnalisation des soins et des communications dans le domaine des soins de santé. Grâce à l'analyse de vastes ensembles de données, l'IA peut fournir des informations précieuses sur les patients et les aider à prendre des décisions éclairées en matière de santé. Voici comment l'IA peut être utilisée pour personnaliser les soins et les communications :

1. Profilage des patients : L'IA peut analyser les antécédents médicaux, les résultats d'examens, les habitudes de vie et les préférences des patients pour créer des profils individuels. Ces profils aident les professionnels de la santé à mieux comprendre les besoins spécifiques de chaque patient et à adapter les plans de traitement en conséquence.

2. Recommandations de traitement personnalisées : En utilisant l'IA, les professionnels de la santé peuvent recevoir des recommandations de traitement personnalisées basées sur les caractéristiques spécifiques de chaque patient. Cela permet d'élaborer des plans de traitement plus ciblés, augmentant ainsi les chances de succès et réduisant les effets secondaires indésirables.

3. Communication adaptée : L'IA peut être utilisée pour adapter la communication aux besoins individuels des patients. Par exemple, certains patients peuvent préférer recevoir des rappels de rendez-vous par SMS, tandis que d'autres préfèrent des appels téléphoniques ou des e-mails. L'IA peut identifier les canaux de communication préférés pour chaque patient, améliorant ainsi l'efficacité des communications.

4. Suivi à distance : Grâce à l'utilisation de capteurs connectés et d'appareils portables, l'IA permet un suivi à distance des patients. Les professionnels de la santé peuvent recevoir des données en temps réel sur la santé des patients, ce qui leur permet de détecter les changements ou les problèmes potentiels plus rapidement et de fournir une assistance appropriée en temps opportun.

5. Éducation et autonomisation des patients : L'IA peut aider à fournir des informations médicales personnalisées aux patients, les éduquant sur leur condition de santé spécifique et sur les options de traitement disponibles. Cela permet aux patients de prendre des décisions éclairées concernant leur santé et de devenir des partenaires actifs dans leur prise en charge.

6. Prévention ciblée : En analysant les facteurs de risque individuels, l'IA peut aider à identifier les patients qui sont les plus susceptibles de développer certaines maladies. Cela permet une intervention précoce et ciblée pour prévenir ou ralentir la progression de la maladie.

7. Gestion des maladies chroniques : L'IA peut soutenir la gestion des maladies chroniques en fournissant des rappels personnalisés pour la prise de médicaments, en encourageant l'adhérence aux régimes thérapeutiques et en fournissant des conseils sur les changements de mode de vie pour améliorer la santé à long terme.

Bien que l'IA offre des possibilités passionnantes pour personnaliser les soins et les communications, il est essentiel de reconnaître que la dimension humaine reste irremplaçable dans la relation entre les professionnels de la santé et les patients. L'IA doit être utilisée de manière complémentaire pour soutenir et améliorer les soins, en mettant l'accent sur une approche centrée sur le patient et en garantissant que les besoins individuels et les préférences des patients sont respectés.

En conclusion, l'IA offre des moyens innovants de personnaliser les soins de santé et les communications, en fournissant des recommandations de traitement adaptées à chaque patient, des canaux de communication préférés, et une éducation sur mesure. L'utilisation responsable de l'IA dans le domaine de la santé permettra d'améliorer l'efficacité et l'efficience des soins tout en renforçant la relation entre les patients et les professionnels de la santé.

Assistance aux aidants et aux professionnels de la santé

L'intelligence artificielle (IA) offre un potentiel considérable pour fournir une assistance précieuse aux aidants et aux professionnels de la santé dans leur rôle de prise en charge des patients. Grâce à des algorithmes sophistiqués et à l'analyse des données, l'IA peut améliorer les processus de soins, offrir des informations pertinentes et faciliter les tâches administratives. Voici comment l'IA peut être une aide précieuse :

1. Gestion des dossiers médicaux : L'IA peut être utilisée pour organiser et gérer efficacement les dossiers médicaux des patients. En automatisant certaines tâches administratives liées à la documentation, l'IA permet aux professionnels de la santé de consacrer plus de temps à l'interaction avec les patients et à la prestation de soins.

2. Aide au diagnostic : L'IA peut aider les professionnels de la santé dans le processus de diagnostic en analysant les données médicales des patients, en proposant des hypothèses et en fournissant des informations sur les options de traitement possibles. Cela peut être particulièrement utile pour les maladies complexes ou rares.

3. Prédiction des résultats de traitement : Grâce à l'IA, les professionnels de la santé peuvent obtenir des prédictions sur les résultats probables des traitements proposés. Cela les aide à choisir la meilleure approche de traitement pour chaque patient, en tenant compte de leur état de santé spécifique et de leurs antécédents médicaux.

4. Soutien à la décision clinique : L'IA peut fournir des recommandations et des conseils aux professionnels de la santé lorsqu'ils sont confrontés à des décisions cliniques complexes. Ces suggestions peuvent être basées sur des preuves scientifiques, des protocoles médicaux et des meilleures pratiques.

5. Surveillance des patients à distance : L'IA permet une surveillance continue des patients à distance grâce à l'utilisation de capteurs et d'appareils connectés. Cela permet aux professionnels de la santé de détecter rapidement tout changement dans l'état de santé d'un patient et d'intervenir en conséquence.

6. Soutien émotionnel aux aidants : L'IA peut fournir un soutien émotionnel aux aidants en leur proposant des ressources d'aide psychologique, des stratégies de gestion du stress et des informations sur la prise en charge des patients.

7. Formation continue : L'IA peut être utilisée pour offrir une formation continue aux professionnels de la santé, en mettant à leur disposition des modules d'apprentissage en ligne personnalisés en fonction de leurs besoins et de leur spécialité.

8. Optimisation des ressources : L'IA peut aider à optimiser l'utilisation des ressources dans les établissements de santé en prédisant la demande, en optimisant les horaires de travail et en facilitant la planification des soins.

Toutefois, il est important de noter que l'IA ne doit pas remplacer le rôle des professionnels de la santé et des aidants, mais plutôt les soutenir et les compléter. La relation humaine et la compassion restent essentielles dans les soins de santé, et l'IA doit être utilisée de manière éthique et responsable pour améliorer les soins sans compromettre la relation entre les soignants et les patients.

En conclusion, l'IA offre de nombreuses possibilités d'assistance aux aidants et aux professionnels de la santé en facilitant les tâches administratives, en améliorant les processus de soins, en fournissant des informations pertinentes et en optimisant l'utilisation des ressources. L'intégration responsable de l'IA dans le domaine des soins de santé peut contribuer à améliorer l'efficacité et la qualité des soins tout en soulageant la charge de travail des soignants.

Limites de l'IA dans les soins palliatifs

Bien que l'intelligence artificielle (IA) offre de nombreuses possibilités pour améliorer les soins palliatifs, elle présente également certaines limites qui doivent être prises en compte. Voici quelques-unes des limites de l'IA dans ce contexte :

1. Complexité de la prise en charge globale : Les soins palliatifs impliquent souvent une approche globale et holistique de la prise en charge du patient, qui comprend non seulement le soulagement des symptômes physiques, mais aussi le soutien émotionnel, social et spirituel. L'IA, bien qu'elle puisse aider à la gestion des symptômes, ne peut pas remplacer la dimension humaine et empathique de l'accompagnement global prodigué par les professionnels de la santé et les aidants.

2. Compréhension des besoins émotionnels : L'IA peut fournir des informations sur les symptômes physiques et la progression de la maladie, mais elle peut avoir du mal à comprendre les besoins émotionnels et psychologiques des patients en fin de vie. La communication empathique et la connexion humaine restent essentielles pour répondre aux besoins émotionnels des patients et de leurs familles.

3. Prise de décision éthique : L'IA peut fournir des recommandations de traitement basées sur des données probantes, mais il peut y avoir des situations complexes où les décisions éthiques ne peuvent pas être prises uniquement sur la base de données. La prise de décision éthique dans les soins palliatifs exige une réflexion approfondie, prenant en compte les valeurs et les préférences du patient, ce qui dépasse la portée de l'IA.

4. Confidentialité et protection des données : L'utilisation de l'IA dans les soins palliatifs implique la collecte et le traitement de données sensibles sur la santé des patients. Il est essentiel de garantir la confidentialité et la protection de ces données pour préserver la confiance entre les patients, les aidants et les professionnels de la santé.

5. Coût et accessibilité : Certaines technologies d'IA peuvent être coûteuses à mettre en place et à entretenir, ce qui peut limiter leur accessibilité pour certains établissements de santé ou régions moins développées. Il est essentiel de veiller à ce que l'adoption de l'IA dans les soins palliatifs soit équitable et accessible à tous les patients, quel que soit leur lieu de résidence ou leur situation économique.

6. Dépendance technologique : Alors que l'IA offre des avantages significatifs, une dépendance excessive à la technologie peut entraîner des risques, notamment la déshumanisation des soins, la réduction de la prise de décision humaine et la perte de la connexion entre les patients et les soignants.

7. Apprentissage continu : L'IA repose sur l'apprentissage à partir de données passées. Il est donc essentiel de s'assurer que les modèles d'IA sont régulièrement mis à jour et reflètent les avancées médicales et les meilleures pratiques actuelles.

En conclusion, bien que l'IA offre des possibilités passionnantes pour améliorer les soins palliatifs, elle présente également des limites qu'il est important de prendre en compte. La clé réside dans une intégration responsable de l'IA dans les soins palliatifs, en mettant en avant la dimension humaine et en veillant à ce que les décisions de soins prennent en compte à la fois les données médicales et les besoins émotionnels et éthiques des patients et de leurs familles.

Approche intégrative : Combiner l'IA avec le soutien humain

L'approche intégrative consiste à combiner l'intelligence artificielle (IA) avec le soutien humain pour offrir des soins de santé complets et de haute qualité. Plutôt que de chercher à remplacer complètement les professionnels de la santé par l'IA, cette approche vise à exploiter les forces respectives de l'IA et de l'expertise humaine pour améliorer les soins et l'expérience des patients. Voici comment cette approche peut être mise en œuvre dans différentes facettes des soins de santé :

1. Diagnostic assisté par l'IA avec confirmation humaine : L'IA peut être utilisée pour analyser rapidement d'énormes quantités de données médicales et proposer des hypothèses diagnostiques. Les professionnels de la santé peuvent ensuite examiner ces suggestions de diagnostic, prendre en compte leur propre expertise et l'ensemble des informations du patient pour confirmer ou ajuster le diagnostic.

2. Personnalisation des plans de traitement : L'IA peut fournir des recommandations basées sur les protocoles médicaux et les preuves probantes pour la prise en charge d'une maladie spécifique. Les professionnels de la santé peuvent ensuite personnaliser ces recommandations en tenant compte des préférences du patient, de son état de santé général, de ses valeurs et de ses objectifs.

3. Surveillance continue des patients : L'IA peut être utilisée pour surveiller en temps réel les signes vitaux et les symptômes des patients à distance. En cas de détection de changements préoccupants, l'IA peut alerter les professionnels de la santé pour une intervention immédiate et personnalisée.

4. Soutien émotionnel et communication empathique : Bien que l'IA puisse être utile pour fournir des informations et des rappels, rien ne remplace le soutien émotionnel et la communication empathique offerts par les professionnels de la santé et les aidants. Ils peuvent créer des liens avec les patients, comprendre leurs émotions et répondre à leurs besoins psychologiques.

5. Prise de décision partagée : L'IA peut aider à fournir des informations objectives sur les options de traitement et leurs résultats probables. Cependant, la prise de décision finale devrait toujours être partagée entre le patient et le professionnel de la santé, en prenant en compte les valeurs et les préférences du patient.

6. Formation continue des professionnels de la santé : L'IA peut être utilisée comme un outil de formation continue pour les professionnels de la santé, en leur fournissant des mises à jour sur les dernières avancées médicales et les nouvelles approches de traitement.

7. Respect de la vie privée et éthique : L'approche intégrative doit tenir compte des questions éthiques et de la protection de la vie privée des patients, en veillant à ce que les données médicales soient utilisées de manière responsable et sécurisée.

En intégrant l'IA de manière éthique et responsable dans les soins de santé, nous pouvons améliorer l'efficacité et la précision des soins tout en maintenant un lien humain fort entre les professionnels de la santé, les patients et leurs familles. Cette approche intégrative permet de tirer le meilleur parti des technologies de l'IA tout en valorisant l'expertise et la compassion des soignants, pour des soins de santé plus complets, personnalisés et centrés sur le patient.

Perspectives pour l'avenir : L'évolution des soins palliatifs avec l'IA

Les perspectives pour l'avenir des soins palliatifs avec l'intelligence artificielle (IA) sont prometteuses et suscitent un grand intérêt dans le domaine de la santé. L'IA a le potentiel de transformer de manière significative la prestation des soins palliatifs en améliorant l'efficacité, la qualité et l'accessibilité des services offerts aux patients en fin de vie. Voici quelques perspectives clés pour l'évolution des soins palliatifs avec l'IA :

1. Amélioration de la précision du diagnostic et de la prédiction : Grâce à l'analyse de vastes ensembles de données médicales, l'IA peut aider à améliorer la précision du diagnostic des maladies graves et des conditions en fin de vie. Elle peut également prédire plus précisément la progression de la maladie et les besoins futurs des patients, permettant ainsi une planification plus efficace des soins.

2. Personnalisation des soins : L'IA peut être utilisée pour fournir des soins palliatifs plus personnalisés en tenant compte des caractéristiques uniques de chaque patient. Les plans de traitement peuvent être adaptés en fonction des préférences, des valeurs et des objectifs de chaque individu, ce qui améliore la qualité de vie en fin de vie.

3. Surveillance continue des patients : L'IA permet la surveillance continue des patients en fin de vie, même à distance, grâce à l'utilisation de capteurs et d'appareils connectés. Cela permet aux professionnels de la santé de détecter rapidement tout changement dans l'état de santé du patient et de fournir une intervention appropriée en temps opportun.

4. Soutien émotionnel et psychologique : L'IA peut être utilisée pour fournir un soutien émotionnel aux patients et à leurs familles en fin de vie. Des chatbots empathiques et des programmes de soutien virtuel peuvent aider à répondre aux besoins émotionnels des patients et à fournir des ressources d'aide psychologique.

5. Éducation des patients et des familles : L'IA peut être utilisée pour fournir des informations éducatives aux patients et à leurs familles sur les soins palliatifs, les options de traitement, les décisions éthiques et la gestion des symptômes. Cela permet d'impliquer davantage les patients dans leur prise en charge et de faciliter la prise de décision partagée.

6. Intégration des soins palliatifs dans les systèmes de santé : L'IA peut aider à intégrer davantage les soins palliatifs dans les systèmes de santé en facilitant le partage d'informations entre les différents prestataires de soins et les établissements de santé. Cela permet d'assurer une continuité des soins plus fluide pour les patients en fin de vie.

7. Recherche et développement de nouveaux traitements : L'IA peut accélérer la recherche médicale dans le domaine des soins palliatifs en analysant rapidement de grandes quantités de données et en identifiant de nouvelles cibles thérapeutiques potentielles. Cela pourrait conduire à des avancées majeures dans le traitement des symptômes et des maladies graves en fin de vie.

Il est important de souligner que, malgré les perspectives positives, l'IA ne doit jamais remplacer la dimension humaine dans les soins palliatifs. La présence et le soutien émotionnel des professionnels de la santé et des aidants restent essentiels pour offrir une approche globale et empathique dans les soins en fin de vie.

En conclusion, l'IA offre de nombreuses possibilités d'amélioration des soins palliatifs, en augmentant la précision du diagnostic, en personnalisant les traitements, en offrant un soutien émotionnel et en facilitant l'accès aux soins. L'intégration responsable de l'IA dans les soins palliatifs peut contribuer à améliorer la qualité de vie des patients en fin de vie et à soutenir leurs familles tout au long de cette période difficile. Cependant, il est essentiel de veiller à ce que l'IA soit utilisée de manière éthique et centrée sur le patient, en maintenant toujours la compassion et l'empathie au cœur des soins palliatifs.

Le futur des soins de santé : Une vision intégrée de l'IA et de l'humanité

Introduction à l'avenir des soins de santé

L'avenir des soins de santé promet d'être marqué par des avancées technologiques et des innovations qui transformeront profondément la manière dont les services de santé sont dispensés. Plusieurs facteurs clés contribueront à façonner cet avenir passionnant :

1. Intelligence Artificielle (IA) et Big Data : L'IA et l'analyse des Big Data joueront un rôle essentiel dans les soins de santé de demain. L'IA peut aider à améliorer le diagnostic, la prise de décision clinique, la gestion des dossiers médicaux, la prédiction des maladies, et à faciliter la recherche médicale. Les données massives permettront également une meilleure compréhension des tendances de santé, des épidémies et des modèles de maladies.

2. Télémédecine et santé numérique : La télémédecine continuera de se développer, offrant aux patients un accès à des soins de santé à distance, permettant ainsi de surmonter les obstacles géographiques et de réduire les délais d'attente. Les applications de santé, les dispositifs portables et les capteurs connectés joueront un rôle croissant dans le suivi et la gestion de la santé des individus.

3. Soins personnalisés : Les progrès de la génomique, de la médecine de précision et de l'IA permettront des soins de santé plus personnalisés et adaptés aux caractéristiques spécifiques de chaque patient. Les traitements seront élaborés en fonction du profil génétique et des besoins uniques de chaque individu.

217

4. Robotique et automatisation : La robotique médicale continuera de se développer, soutenant les professionnels de la santé dans les tâches chirurgicales, la réadaptation, les soins aux patients et la logistique hospitalière. L'automatisation contribuera à accroître l'efficacité des processus, réduire les erreurs et libérer du temps pour les soins de qualité.

5. Médecine régénérative : Les recherches sur la médecine régénérative progresseront, permettant de régénérer les tissus et les organes endommagés. Cela ouvrira des possibilités pour traiter certaines maladies chroniques et les blessures graves.

6. Éthique et sécurité : À mesure que la technologie avance, la question de l'éthique et de la protection des données de santé deviendra de plus en plus cruciale. Des normes éthiques strictes devront être mises en place pour garantir la confidentialité et la sécurité des informations des patients.

7. Collaboration interdisciplinaire : L'avenir des soins de santé nécessitera une collaboration accrue entre les professionnels de la santé, les chercheurs, les ingénieurs et les experts en technologie. Ensemble, ils pourront développer des solutions innovantes pour relever les défis de la santé.

8. Formation continue : Les professionnels de la santé devront être formés régulièrement aux nouvelles technologies et aux pratiques émergentes pour rester à jour dans leur domaine et offrir des soins de qualité.
En somme, l'avenir des soins de santé sera caractérisé par une approche plus personnalisée, technologique et centrée sur le patient. Les avancées technologiques telles que l'IA, la télémédecine et la médecine régénérative offriront des

opportunités pour des soins de santé plus efficaces, accessibles et orientés vers la prévention. Cependant, il sera essentiel de veiller à ce que ces avancées soient utilisées de manière responsable, éthique et équitable pour maximiser les avantages pour la société dans son ensemble.

L'IA comme complément aux soignants

L'intelligence artificielle (IA) est appelée à devenir un complément précieux aux soignants dans le domaine de la santé. Plutôt que de remplacer complètement les professionnels de la santé, l'IA peut être intégrée de manière stratégique pour améliorer leur efficacité, leur prise de décision et leur prestation de soins. Voici comment l'IA peut agir comme un complément essentiel aux soignants :

1. Analyse de données et diagnostic assisté par l'IA : L'IA peut traiter rapidement d'énormes quantités de données médicales, y compris des images médicales, des dossiers électroniques et des résultats de tests. Cette capacité permet aux professionnels de la santé d'accéder à des informations plus complètes et de bénéficier d'une assistance dans le processus de diagnostic. L'IA peut fournir des recommandations de traitement basées sur des preuves probantes, permettant ainsi aux médecins de prendre des décisions plus éclairées.

2. Surveillance continue des patients : L'IA peut être utilisée pour surveiller en temps réel les signes vitaux et les données de santé des patients à distance. Les soignants peuvent être alertés en cas de changements préoccupants, leur permettant d'intervenir rapidement et d'éviter les complications.

3. Gestion des dossiers médicaux : L'IA peut automatiser la gestion des dossiers médicaux, enregistrant les informations pertinentes, en suivant les traitements et en facilitant la coordination entre les différents prestataires de soins. Cela permet aux soignants de se concentrer davantage sur la prestation directe des soins.

4. Assistance aux tâches répétitives : L'IA peut être utilisée pour automatiser les tâches répétitives et administratives, telles que la planification des rendez-vous, la facturation et la gestion des stocks de médicaments. Cela permet aux soignants de gagner du temps et de se concentrer sur des tâches plus complexes et engageantes.

5. Éducation et formation continue : L'IA peut être utilisée comme un outil de formation continue pour les soignants, en fournissant des mises à jour sur les dernières avancées médicales, les protocoles de traitement et les meilleures pratiques. Cela permet aux professionnels de la santé de rester informés des dernières innovations et d'améliorer continuellement leurs compétences.

6. Soutien émotionnel aux patients et aux soignants : L'IA peut être utilisée pour fournir un soutien émotionnel aux patients et aux soignants, en offrant des programmes d'aide virtuels, des chatbots empathiques et des ressources de gestion du stress. Cela peut aider à soulager la charge émotionnelle des soignants et à améliorer le bien-être des patients.

7. Recherche médicale : L'IA peut accélérer la recherche médicale en analysant de vastes ensembles de données et en identifiant de nouvelles pistes de recherche. Cela peut conduire à des découvertes médicales importantes et à de nouveaux traitements pour les patients.

En intégrant l'IA de manière éthique et responsable, les soignants peuvent tirer parti de ses avantages pour améliorer la qualité des soins, augmenter l'efficacité et améliorer l'expérience globale du patient. Cependant, il est important de souligner que l'IA ne peut pas remplacer complètement l'expertise humaine et la compassion des soignants. La relation de confiance entre les patients et les soignants reste essentielle pour fournir des soins de qualité et centrés sur le patient. L'IA doit être utilisée de manière complémentaire, en aidant les soignants à mieux faire leur travail plutôt que de les remplacer, afin d'assurer un équilibre optimal entre la technologie et l'humanité dans les soins de santé.

L'IA pour la gestion des ressources et des coûts

L'intelligence artificielle (IA) offre de nombreuses opportunités pour améliorer la gestion des ressources et des coûts dans le domaine de la santé. Voici quelques domaines où l'IA peut jouer un rôle essentiel dans cette gestion :

1. Planification des effectifs et des ressources : L'IA peut être utilisée pour analyser les données de fréquentation et les tendances saisonnières dans les établissements de santé, permettant ainsi de planifier les effectifs et les ressources de manière plus précise. Cela aide à éviter les sous-effectifs ou les sur-effectifs, tout en maintenant une qualité de soins optimale.

2. Optimisation des plannings : L'IA peut optimiser les plannings du personnel en tenant compte des compétences spécifiques des professionnels de la santé, de leur disponibilité et des besoins des patients. Cela réduit les temps morts et améliore l'efficacité opérationnelle.

3. Gestion des lits d'hôpitaux : L'IA peut aider à prédire les taux d'occupation des lits d'hôpitaux en fonction des admissions attendues, des durées de séjour prévues et des besoins de soins des patients. Cela permet une meilleure gestion des lits et une réduction des temps d'attente.

4. Optimisation des processus : L'IA peut analyser les processus hospitaliers et identifier les inefficacités ou les goulots d'étranglement. En optimisant les flux de travail et en automatisant certaines tâches, les établissements de santé peuvent réduire les coûts et améliorer la qualité des soins.

5. Prédiction des coûts de traitement : En analysant les données médicales des patients et les résultats de traitement, l'IA peut aider à prédire les coûts futurs de traitement pour des conditions spécifiques. Cela permet aux établissements de santé et aux assureurs de mieux anticiper les dépenses et de mieux gérer les budgets.

6. Détection des fraudes et des erreurs de facturation : L'IA peut être utilisée pour détecter les cas de fraude et d'erreurs de facturation dans les systèmes de santé, en analysant les données de facturation et en identifiant les schémas suspects.

7. Gestion des stocks et des fournitures : L'IA peut prédire les besoins en médicaments et en fournitures médicales en fonction des tendances de la demande et des niveaux actuels de stock. Cela permet une gestion plus efficace des stocks et évite les pénuries ou les excédents.

8. Suivi des coûts de santé des populations : L'IA peut suivre les coûts de santé des populations sur de grandes échelles, en identifiant les facteurs qui influencent les coûts de santé et en recommandant des stratégies de gestion des maladies chroniques.

En utilisant l'IA pour la gestion des ressources et des coûts, les établissements de santé peuvent améliorer leur efficacité opérationnelle, réduire les coûts inutiles et fournir des soins de meilleure qualité. Cependant, il est important de souligner que l'introduction de l'IA dans la gestion des ressources doit se faire de manière éthique et responsable, en tenant compte des implications sur la vie privée des patients et en assurant la sécurité et la confidentialité des données de santé. L'IA doit être utilisée comme un outil complémentaire pour soutenir les professionnels de la santé dans leurs décisions et leurs actions, et non pas comme un remplacement complet de leur expertise et de leur jugement clinique.

Formation et préparation aux soins de santé de demain

La formation et la préparation des professionnels de la santé aux soins de santé de demain sont essentielles pour s'adapter aux avancées technologiques et aux nouvelles approches de la médecine. Voici quelques éléments clés concernant la formation et la préparation aux soins de santé de demain :

1. Intégration des compétences en technologie et en IA : Les programmes de formation en soins de santé devraient inclure des modules sur les compétences en technologie, l'utilisation de l'IA dans les soins de santé et l'analyse de données médicales. Les futurs professionnels de la santé devraient être formés à utiliser les technologies émergentes pour améliorer les soins et la prise de décision clinique.

2. Formation continue et recyclage : La formation continue est cruciale pour permettre aux professionnels de la santé de rester à jour avec les dernières avancées médicales et technologiques. Des opportunités de recyclage professionnel devraient être proposées régulièrement pour développer de nouvelles compétences et approfondir les connaissances.

3. Formation interdisciplinaire : Les soins de santé de demain impliqueront une collaboration étroite entre différentes disciplines, y compris les professionnels de la santé, les ingénieurs, les chercheurs et les experts en technologie. La formation interdisciplinaire permettra aux futurs professionnels de la santé de mieux comprendre les différentes perspectives et de travailler efficacement en équipe.

4. Apprentissage par la pratique : L'apprentissage par la pratique, à travers des stages et des rotations cliniques, est crucial pour permettre aux étudiants en médecine et aux autres professionnels de la santé de développer des compétences pratiques et de se familiariser avec les nouvelles technologies médicales.

5. Formation en éthique et en sécurité : Les futurs professionnels de la santé devraient être formés à l'éthique de l'utilisation de l'IA et des technologies dans les soins de santé. Ils devraient également être sensibilisés aux questions de sécurité des données et de confidentialité des patients.

6. Développement de compétences en communication et en empathie : Alors que la technologie continue de jouer un rôle croissant dans les soins de santé, il est essentiel que les professionnels de la santé développent des compétences en communication et en empathie pour maintenir une relation de confiance avec les patients.

7. Encourager l'innovation et la curiosité : Les programmes de formation devraient encourager l'innovation et la curiosité chez les futurs professionnels de la santé. Cela permettra de favoriser un esprit d'exploration et d'ouverture aux nouvelles idées et approches.

8. Développement de leaders en santé numérique : Il sera important de former des leaders en santé numérique qui pourront diriger et superviser la mise en œuvre de nouvelles technologies et de solutions numériques dans les établissements de santé.

En préparant les professionnels de la santé aux soins de santé de demain, nous pouvons nous assurer qu'ils seront prêts à relever les défis du futur et à tirer parti des opportunités offertes par les avancées technologiques. La formation continue, l'intégration des compétences en technologie et l'accent mis sur l'éthique et la communication seront essentiels pour créer une main-d'œuvre de santé compétente, capable d'offrir des soins de haute qualité et centrés sur le patient dans un environnement de santé en constante évolution.

Sécurité et confidentialité des données dans le futur des soins de santé

La sécurité et la confidentialité des données joueront un rôle crucial dans le futur des soins de santé, alors que les avancées technologiques, notamment l'intelligence artificielle (IA) et l'utilisation accrue des données médicales, continuent de remodeler le secteur. Voici quelques points importants concernant la sécurité et la confidentialité des données dans le futur des soins de santé :

1. Protection des données des patients : Les données médicales des patients contiennent des informations sensibles sur leur santé et leur vie privée. Il est essentiel de mettre en place des mesures de sécurité robustes pour protéger ces données contre tout accès non autorisé ou vol. Cela implique l'utilisation de systèmes de cryptage, d'authentification forte et de pare-feux pour prévenir les violations de données.

2. Gestion des risques de cybersécurité : Alors que le secteur de la santé devient de plus en plus numérisé, les risques de cybersécurité augmentent également. Les établissements de santé devront investir dans des systèmes de sécurité informatique sophistiqués pour se protéger contre les cyberattaques, les ransomwares et autres menaces potentielles.

3. Consentement éclairé et contrôle des données : Les patients devraient avoir un contrôle sur leurs données médicales et être informés de la manière dont ces données seront utilisées. Le consentement éclairé doit être obtenu pour toute utilisation ou partage des données médicales, et les patients devraient avoir la possibilité de retirer leur consentement à tout moment.

4. Intégration de la protection des données dès la conception : Lors du développement de nouvelles technologies et applications en santé, la protection des données devrait être intégrée dès la conception (Privacy by Design). Cela signifie que les considérations de confidentialité et de sécurité doivent être prises en compte dès le début du processus de développement.

5. Formation du personnel de santé : Les professionnels de la santé devront être formés sur les pratiques de sécurité des données et sur la manière de protéger les informations des patients. Une formation continue sera nécessaire pour sensibiliser le personnel aux nouvelles menaces et aux meilleures pratiques en matière de sécurité des données.

6. Conformité aux réglementations sur la protection des données : Les établissements de santé devront se conformer aux réglementations sur la protection des données, telles que le Règlement général sur la protection des données (RGPD) en Europe et la Health Insurance Portability and Accountability Act (HIPAA) aux États-Unis. Ces réglementations établissent des normes strictes pour la collecte, le stockage et l'utilisation des données médicales.

7. Responsabilité en cas de violation de données : En cas de violation de données, il est essentiel d'établir la responsabilité et d'informer rapidement les patients concernés. Les établissements de santé devront mettre en place des plans de réponse aux incidents pour gérer efficacement les violations de données et minimiser les impacts sur les patients.

En mettant en place des mesures de sécurité et de confidentialité robustes, les soins de santé pourront tirer pleinement parti des avantages de l'IA et des nouvelles technologies tout en protégeant les droits et la vie privée des patients. La confiance des patients dans le système de santé est essentielle pour assurer une adhésion et une collaboration réussies, et cela ne peut être atteint que par une gestion responsable et éthique des données de santé.

Réflexion sur l'importance de l'humanité dans les soins de santé

L'importance de l'humanité dans les soins de santé ne peut être sous-estimée. Malgré les avancées technologiques et l'intégration croissante de l'intelligence

227

artificielle dans le domaine de la santé, l'élément humain reste essentiel pour fournir des soins de haute qualité et centrés sur le patient. Voici quelques réflexions sur l'importance de l'humanité dans les soins de santé :

1. Relation soignant-patient : La relation entre le soignant et le patient est fondamentale pour établir la confiance, l'empathie et le soutien émotionnel. Le contact humain, l'écoute attentive et la compassion jouent un rôle essentiel dans le rétablissement et le bien-être des patients.

2. Compréhension des besoins individuels : Les professionnels de la santé peuvent fournir des soins personnalisés en évaluant les besoins uniques de chaque patient. Ils peuvent prendre en compte les facteurs sociaux, émotionnels et environnementaux qui influencent la santé d'un individu, ce qui n'est pas toujours possible pour l'IA.

3. Prise de décision éthique : Les soins de santé impliquent souvent des décisions complexes, parfois éthiques, où l'IA peut ne pas être en mesure de comprendre pleinement les nuances et les valeurs personnelles des patients. Les professionnels de la santé apportent leur jugement éthique et leur expertise pour prendre des décisions responsables et éclairées.

4. Gestion des émotions : L'expérience des soins de santé peut être émotionnellement éprouvante pour les patients et leurs familles. Les professionnels de la santé jouent un rôle crucial en offrant un soutien émotionnel, en répondant aux inquiétudes et en faisant preuve d'empathie face aux émotions des patients.

5. Adaptabilité et flexibilité : Les soignants humains sont capables de s'adapter à des situations imprévues, de réagir aux changements subtils dans l'état d'un patient et de faire preuve de créativité pour répondre aux besoins changeants. Cette adaptabilité est une qualité unique que l'IA peut avoir du mal à reproduire.

6. Communication complexe : La communication entre les patients et les soignants implique souvent des échanges complexes et nuancés. Les professionnels de la santé sont formés pour interpréter les signaux verbaux et non verbaux des patients, ce qui peut être difficile pour l'IA qui se base principalement sur des données textuelles ou numériques.

7. Sensibilité culturelle : Les soins de santé doivent être adaptés aux valeurs culturelles et aux croyances des patients. Les professionnels de la santé peuvent développer une sensibilité culturelle pour offrir des soins respectueux et appropriés à diverses populations, ce qui est crucial dans un monde de plus en plus diversifié.
Bien que l'IA et les technologies médicales puissent apporter des améliorations significatives dans les soins de santé, elles ne peuvent pas remplacer l'aspect humain. La présence des soignants humains est irremplaçable pour fournir un soutien émotionnel, prendre des décisions complexes, répondre aux besoins individuels et développer une relation de confiance avec les patients.

Dans l'avenir des soins de santé, il est essentiel de maintenir un équilibre entre les avancées technologiques et l'humanité des soins. Les technologies devraient être utilisées comme un outil complémentaire pour soutenir les professionnels de la santé dans leur travail plutôt que de les remplacer. Cela garantit que les soins restent centrés sur le patient, respectueux et holistiques, offrant ainsi une expérience globale de soins de santé plus satisfaisante pour les patients et les soignants.

Conclusion : Forger un avenir intégré de l'IA et de l'humanité dans les soins de santé

La convergence de l'intelligence artificielle (IA) et de l'humanité dans les soins de santé ouvre un avenir passionnant et prometteur. Alors que les technologies continuent de se développer et de transformer le paysage médical, il est essentiel de forger un avenir intégré où l'IA et l'humanité travaillent en synergie pour fournir des soins de santé optimaux et centrés sur le patient. Voici quelques points clés pour façonner cet avenir intégré :

1. Collaboration entre l'IA et les soignants humains : Plutôt que de voir l'IA comme une menace pour les soignants humains, il est essentiel de promouvoir une culture de collaboration et de partenariat entre les deux. L'IA peut compléter les compétences et l'expertise des professionnels de la santé en fournissant des informations et des outils d'aide à la décision, ce qui leur permet de fournir des soins plus précis et plus personnalisés.

2. Priorité à la relation soignant-patient : Bien que l'IA puisse automatiser certaines tâches, la relation humaine reste au cœur des soins de santé. Les professionnels de la santé doivent continuer à accorder une grande importance à l'écoute active, à l'empathie et à la compassion pour établir une relation de confiance avec les patients. L'IA peut libérer du temps pour les soignants afin qu'ils puissent se concentrer davantage sur l'aspect relationnel des soins.

3. Intégration éthique et responsable de l'IA : Alors que l'IA continue de progresser, il est crucial de l'intégrer de manière éthique et responsable dans les soins de santé. Cela comprend la protection de la confidentialité des données, la transparence des algorithmes, l'évitement des biais et l'assurance de la sécurité des patients. Les réglementations et les normes éthiques doivent être mises en place pour guider l'utilisation de l'IA dans les soins de santé.

4. Formation et développement des compétences : Les professionnels de la santé doivent être formés aux nouvelles technologies et compétences en IA, tout en maintenant une solide base de connaissances médicales et de compétences humaines. Les programmes de formation devraient favoriser une approche interdisciplinaire et encourager l'apprentissage continu pour s'adapter aux évolutions constantes du domaine.

5. Investissements dans la recherche et l'innovation : Pour façonner un avenir intégré de l'IA et de l'humanité dans les soins de santé, il est essentiel de continuer à investir dans la recherche et l'innovation. Les avancées technologiques doivent être soutenues par des recherches rigoureuses pour évaluer leur efficacité et leur impact sur les résultats des patients.

6. Centrage sur le patient : Dans tous les développements et les applications de l'IA en santé, le patient doit rester au centre des préoccupations. Les technologies et les innovations doivent être conçues pour répondre aux besoins des patients, améliorer leur qualité de vie et les aider à prendre des décisions éclairées concernant leur santé.

En combinant les capacités uniques de l'IA avec les qualités humaines des soignants, nous pouvons créer un écosystème de soins de santé puissant et complémentaire. L'IA peut améliorer l'efficacité, la précision et l'accès aux soins, tandis que l'humanité apporte la compassion, la prise de décision éthique et l'empathie essentielles pour offrir des soins de haute qualité.

En conclusion, l'avenir intégré de l'IA et de l'humanité dans les soins de santé repose sur une collaboration harmonieuse entre les technologies émergentes et les soignants humains. En capitalisant sur les forces de chaque domaine, nous pouvons transformer positivement le paysage des soins de santé, offrir des soins plus efficaces et centrés sur le patient, tout en garantissant la sécurité et la confidentialité des données médicales. C'est en maintenant une approche éthique, en valorisant la relation soignant-patient et en continuant à promouvoir l'innovation que nous façonnerons un avenir intégré et durable pour les soins de santé.

Conclusion

Récapitulatif des principaux arguments du livre.

Le livre explore le rôle émergent de l'intelligence artificielle (IA) dans le domaine des soins de santé et se concentre sur la question centrale : "L'intelligence artificielle pourra-t-elle remplacer un jour le soignant ?" Voici un récapitulatif des principaux arguments développés tout au long du livre :

1. Avantages de l'IA dans les soins de santé : Le livre met en évidence les nombreux avantages de l'IA dans les soins de santé, notamment une précision accrue dans le diagnostic, une prise de décision clinique plus éclairée, une gestion efficace des données médicales et une amélioration de la surveillance des patients.

2. Importance de l'intelligence émotionnelle et des compétences humaines : L'ouvrage souligne l'importance cruciale de l'intelligence émotionnelle et des compétences humaines dans la relation soignant-patient. Il met en évidence que l'empathie, la communication chaleureuse et la capacité d'apporter un soutien émotionnel restent essentiels pour fournir des soins complets et centrés sur le patient.

3. Cohabitation harmonieuse entre l'IA et le soignant humain : Plutôt que de remplacer complètement le soignant humain, l'IA peut être utilisée comme un outil complémentaire pour améliorer les capacités et les performances du soignant. Le livre insiste sur l'importance d'une cohabitation harmonieuse entre l'IA et les compétences humaines pour fournir des soins de santé optimaux.

4. IA comme "collègue" du soignant : L'ouvrage explore la perspective d'une IA agissant comme un "collègue" du soignant plutôt que comme un remplaçant. L'IA peut libérer du temps et des ressources pour les soignants, leur permettant de se concentrer sur des aspects plus complexes et relationnels des soins.

5. Défis éthiques et responsabilité : Le livre aborde les dilemmes éthiques liés à l'utilisation de l'IA en soins de santé, tels que la confidentialité des données, la transparence dans la prise de décision de l'IA et la responsabilité en cas d'erreurs ou de mauvaises interprétations.

6. Intégration réussie de l'IA : L'ouvrage propose des stratégies pour une intégration réussie de l'IA dans les pratiques de soins existantes, notamment en mettant l'accent sur la formation des professionnels de la santé, la collaboration entre l'IA et les soignants humains, et la validation et la transparence des modèles d'IA.

7. Impact sur les formations en soins de santé et l'évolution des professions : Le livre explore l'impact potentiel de l'IA sur les formations en soins de santé, soulignant la nécessité d'une formation axée sur l'IA et la technologie, ainsi que le développement de nouvelles compétences complémentaires.

En résumé, le livre présente une analyse approfondie des implications de l'intelligence artificielle dans le domaine des soins de santé. Il met en lumière les avantages de l'IA tout en soulignant l'importance continue de l'intelligence émotionnelle et des compétences humaines dans la prestation de soins de santé de qualité. Il propose des approches pour une intégration réussie de l'IA dans les pratiques de soins, tout en abordant les enjeux éthiques et les défis liés à cette évolution technologique. Finalement, il envisage l'évolution des professions médicales et l'importance d'une formation continue pour permettre aux professionnels de la santé de s'adapter à ces changements.

Réponse à la question initiale : L'IA remplacera-t-elle un jour le soignant ?

La réponse à la question initiale de savoir si l'intelligence artificielle (IA) remplacera un jour le soignant est complexe et nuancée. À ce jour, l'IA a montré un potentiel prometteur pour améliorer les soins de santé, mais il est peu probable qu'elle remplace complètement le rôle du soignant humain.

1. Rôle complémentaire de l'IA : L'IA peut être utilisée comme un outil complémentaire pour renforcer les capacités des soignants humains. Elle peut aider à effectuer des tâches répétitives, à analyser d'énormes quantités de données, à fournir des recommandations basées sur des preuves et à faciliter la prise de décision clinique. Cela permettra aux soignants de se concentrer davantage sur l'interaction avec les patients, sur l'aspect émotionnel des soins et sur les décisions complexes nécessitant une intuition humaine.

2. Importance de l'intelligence émotionnelle : L'intelligence émotionnelle et les compétences humaines sont des éléments essentiels de la relation soignant-patient. Les soignants humains sont capables d'empathie, de compassion et d'une compréhension approfondie des besoins émotionnels des patients. Ces qualités ne peuvent pas être reproduites par l'IA, et c'est là que réside leur valeur unique dans la prestation de soins de santé de haute qualité.

3. Complexité de la prise de décision clinique : La prise de décision clinique dans les situations complexes et imprévisibles exige une expertise humaine, basée sur l'expérience clinique, l'intuition et la capacité de peser les considérations éthiques. L'IA peut fournir des informations et des recommandations, mais l'évaluation globale du contexte médical et la prise de décision finale incombent au soignant humain.

4. Responsabilité et confiance : En matière de soins de santé, la responsabilité et la confiance sont des facteurs cruciaux. Les patients doivent être en mesure de faire confiance à leur soignant pour prendre des décisions éclairées et les soutenir dans leur parcours de soins. L'IA soulève des questions sur la responsabilité en cas d'erreurs ou de mauvaises interprétations, ce qui renforce l'importance de la présence humaine pour assumer la responsabilité des décisions cliniques.

5. Évolution des rôles : L'intégration de l'IA dans les soins de santé est susceptible de faire évoluer les rôles traditionnels des professionnels de la santé. Les soignants peuvent se concentrer davantage sur les aspects relationnels, émotionnels et éducatifs des soins, tandis que l'IA soutient certaines tâches techniques et administratives. En conclusion, bien que l'intelligence artificielle joue un rôle de plus en plus important dans le domaine des soins de santé, elle ne remplacera pas complètement le soignant humain. La cohabitation harmonieuse entre l'IA et les compétences humaines est la clé pour fournir des soins de santé de qualité supérieure, alliant la puissance de la technologie à l'essence même de la compassion et de l'humanité dans les soins de santé. La relation soignant-patient reste profondément ancrée dans l'intelligence émotionnelle, la compréhension et le soutien, ce qui garantit que l'IA devient un précieux complément, mais jamais un substitut, du rôle essentiel du soignant humain.

Message final sur l'importance de l'innovation responsable et de l'humanité dans les soins de santé.

Le message final de ce livre met en évidence l'importance cruciale de l'innovation responsable et de l'humanité dans les soins de santé. Alors que l'intelligence artificielle (IA) et les technologies avancées ouvrent de nouvelles perspectives passionnantes dans le domaine de la santé, il est essentiel de garder à l'esprit les principes éthiques et de préserver l'essence même de l'humanité dans la pratique médicale.

1. Responsabilité éthique : Lors de l'intégration de l'IA dans les soins de santé, il est essentiel de mettre l'accent sur la responsabilité éthique. Les décisions concernant les patients ne doivent jamais être entièrement déléguées à l'IA, mais plutôt guidées par les valeurs éthiques et les connaissances médicales des professionnels de la santé. Nous devons continuellement évaluer l'impact de l'IA sur les patients, la confidentialité des données et l'équité dans l'accès aux soins.

2. Personnalisation des soins : Alors que l'IA peut aider à fournir des recommandations et des traitements basés sur des données probantes, il est essentiel de considérer chaque patient comme un individu unique. L'humanité dans les soins de santé consiste à prendre en compte les préférences, les valeurs et les circonstances personnelles de chaque patient pour élaborer des plans de traitement personnalisés.

3. Collaboration humaine et technologique : L'innovation responsable dans les soins de santé consiste à rechercher une collaboration harmonieuse entre les soignants humains et les technologies avancées. L'IA peut soulager les tâches répétitives et administratives, permettant aux soignants de consacrer plus de temps à l'interaction avec les patients, à l'empathie et à la communication.

4. Renforcer la relation soignant-patient : L'IA ne doit pas être un obstacle dans la relation soignant-patient, mais plutôt un catalyseur pour renforcer cette relation. La technologie doit être utilisée pour améliorer les soins et la compréhension entre les professionnels de la santé et les patients, créant ainsi un environnement de confiance et de soutien.

5. Prise de décision informée : Les professionnels de la santé doivent être informés des capacités et des limites de l'IA. L'innovation responsable exige une éducation continue et une formation appropriée pour les soignants afin de les aider à interpréter les résultats de l'IA, à comprendre ses implications et à prendre des décisions éclairées.

6. Ne jamais perdre de vue l'humanité : Alors que les progrès technologiques avancent rapidement, il est crucial de ne jamais perdre de vue l'humanité au cœur des soins de santé. Les patients ont besoin de compassion, de soutien émotionnel et de soins holistiques, et ces éléments ne peuvent être fournis que par des soignants humains dotés d'intelligence émotionnelle et de compétences relationnelles.

En conclusion, l'innovation responsable et l'humanité sont deux piliers essentiels pour l'avenir des soins de santé. L'intelligence artificielle et les technologies avancées peuvent certainement améliorer les soins, mais elles doivent être utilisées de manière éthique, responsable et en complément des compétences humaines. Nous devons continuer à placer les patients au centre de la pratique médicale, en reconnaissant l'importance fondamentale de la relation soignant-patient et en préservant la compassion et l'humanité qui font des soins de santé une profession si unique et essentielle. En adoptant l'innovation responsable et en préservant l'humanité, nous pouvons façonner un avenir où la technologie améliore les soins tout en renforçant le lien précieux entre les soignants et leurs patients.